JN060979

ヘルスケア・イノベーション

ポスト・コロナ時代の健康と社会

監修：
池野文昭 スタンフォード大学循環器科主任研究員

Health Care Innovation

時評社
JIHYO BOOKS

発刊に寄せて

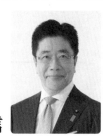

明るい社会保障改革推進議員連盟顧問
厚生労働大臣・衆議院議員　加藤　勝信

　「ヘルスケア・イノベーション」の発刊を迎えられたことを心よりお祝い申し上げます。わが国は、優れた医療技術や国民皆保険を基盤として、健康長寿の国として成長を遂げてまいりました。「人生80年」とよく言われていましたが、「人生100年時代」が現実になる日も遠くはないでしょう。国民一人ひとりの健康維持への取り組み、そして、医療現場をはじめとする保険医療福祉を支える関係者の皆さまの努力があって、世界に冠たる長寿社会を実現することができました。

　その一方で、わが国の社会保障は、「高齢化の進行」と「生産年齢人口の減少」という二つの大きな課題を抱えています。今後の医療・介護ニーズの増加に対して、給付費の伸びにどう対応するか、あるいは、サービスの担い手が不足することがないようにどう対応するかといった課題を、国民の皆さまも巻き込んで議論していく必要があると考えます。

　私は、これらの課題を考える際には、国民一人ひとりの予防・健康づくりが鍵になると考えます。高齢者の方はもちろん、若い世代の方々も含め、国民一人ひとりの健康寿命を延伸することによって、健やかに暮らし続けていけること、さらに、医療・介護ニーズを可能な限り抑えることにもつながります。活力ある社会を創る上で大事なことは、社会の担い手となる元気な国民がいることです。

　また、現在世界中で驚異となっている新型コロナウイルス感染症を経験し、多くの国民の皆さまが、健康のありがたさをより感じておられるよう

に思います。

　こうした考え方は、「日本一億総活躍プラン」、未来投資会議、経済財政諮問会議など、国の重要会議でも議論が重ねられてきましたし、私自身も、担当大臣として取り組んでまいりました。

　日本全体の動きと軸を一にするものとして、本書が発行されたと感じております。本書には、健康寿命の延伸に向けて、国と地方、産官学が連携し「ヘルスケア・イノベーション」に取り組んだ事例が多数盛り込まれており、これまでにない画期的なものと言えます。地方自治体をはじめ、保険者や民間企業などにおける前向きな先進事例が掲載されておりますので、国においても参考にすべきところはぜひ学び、施策に生かしていきたいと考えています。

　また、予防・健康づくりに必ずしも関心の高くない方々にどう行動変容していただけるのか、あるいは地域間における健康格差をいかに無くしていけるかといった、ヘルスケアを進めていく中で留意すべき課題も取り上げられ、こうした課題への対応にも非常に資する内容となっています。本書で紹介されるような事例が日本全国で展開され、一人ひとりが夢や希望の実現に向けその力を発揮でき、より長く元気に活躍できる社会の実現が図られていくことを期待しています。

（2020年9月現在）

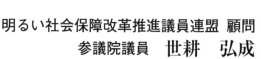

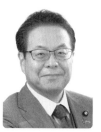

明るい社会保障改革推進議員連盟　顧問
参議院議員　世耕　弘成

　私は国会議員になって、さまざまな国を訪問してきましたが、多くの国で「一番重要な産業は、国民の健康をつかさどるヘルスケア産業だ」と伺い、正直、驚いた記憶があります。以来、「高齢化が進む日本こそ、健康が国の価値なのではないか」と考え、私が経済産業大臣になった2017年から、省内の若手職員とともに「健康寿命の延伸が、超高齢化社会での成長や活力の基盤になる」という考えのもと、ずっと勉強を重ねてきました。

　実際、約4年間の経済産業大臣時代、多くの国とヘルスケア産業に関する協定を結んできました。今や、ヘルスケア産業は、わが国にとって非常に重要な政策テーマになったと言っても過言ではありません。

　一方、民間企業にとっても、従業員の健康を増進していくことは組織の活性化につながり、結果として企業の生産性向上に寄与します。つまり、これからの時代は、従業員の健康管理に生産性向上という視点から、企業は、投資として取り組む「健康経営」が非常に重要になったと言えるでしょう。企業経営者の皆さまには、リーダーシップを発揮していただき、保険者と連携して、従業員の予防や「健康経営」に一層取り組んでいただくことを期待しています。

　本書は、企業や地方自治体、保険者の皆さまに対し、国や地方の第一人者、有識者や先進的な取り組みを進める民間企業のヘルスケアに対する事例を多角的な視点で網羅し、ヘルスケアに関する多くの知恵が凝縮されています。また、私たち国会議員の仲間で組織した「明るい社会保障改革推

進議員連盟」による三方良し（個人、社会保障制度、成長産業）の明るい社会保障についても言及されています。

　実は、これまでは、現状の経済社会の構造や個人の行動は変わらないという前提のもと、社会保障の給付と負担が議論されてきました。そのため、増え続ける社会保障負担を「誰が負担するのか」という議論になりがちでした。どちらかと言うと「増え続ける社会負担費をどのように削るか」「誰に我慢してもらうか」というつらく厳しい議論になっていたわけです。

　今後は、民間サービスを積極的に活用し国民一人ひとりが賢い選択（スマートチョイス）することを応援することによって、個人ができるだけ長く健康に働くことができて、老後の不安を抱く必要のない社会を築いていくことが極めて重要ですし、ぜひ実現したいと考えています。

（2020年9月現在）

目　次

第7章　先進企業の取り組み

第1章

巻 頭 言

国民と経済の均等な健康を図ることが日本のミッション

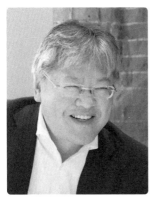

スタンフォード大学循環器科主任研究員
MedVenture Partners 株式会社
取締役チーフメディカルオフィサー
池野　文昭（いけの　ふみあき）
1967年生まれ、静岡県浜松市出身。自治医科大学卒業後、92年医師国家試験合格。同年、静岡県に入庁し、県立総合病院、焼津市立病院、国民健康保険佐久間病院、山香診療所などで勤務、地域医療に携わる。2001年渡米、スタンフォード大学循環器科で研究を開始し、200社を超える米国医療機器ベンチャーの研究開発、医療試験などに関与する。日米の医療事情にも精通し、さまざまな医療プロジェクトにも参画している。

身体・精神・社会の三位一体で健康が成立

――まず、日本でヘルスケアが必要とされる背景からご解説をお願いします。

池野　周知のとおり、日本は欧州などの小国を除く主要先進国の中で、最も平均寿命の長い（女性87.32歳、男性81.25歳　2019年7月30日厚生労働省発表）、世界に誇るべき長寿国です。人生が長いということは楽しむ時間も長いということですから、一度しかない人生を世界で最も長く全うできるということがどんなに素晴らしいか、言をまたないと思います。

　ただし、人生を楽しむには健康でなければなりません。ただ長生きするだけではなく、大多数の人々が願うのは、当然ながら幸せで長生きすることです。そして幸せになるには元気でなくてはなりません。元気であることは、幸せになることの欠くべからざる必須要件なのです。

　では、元気であるにはどうしたらよいのか。これも当たり前ではありますが、心身ともに病気にならないことです。さらに言えば、人間は一人では生きていけない生き物ですから、社会的に健康であることが求められます。

――社会的な健康と言いますと。

池野　個人が孤立することなく、コミュニティの中に溶け込んで相互に支え合う関係を築いているかどうか、というのも重要な要素となります。つまり、身体的、精神的に加え、社会的という三位が一体となって始めて健康が成立するのだと言えるでしょう。

　そしてこの個人の健康の基盤をつくるのが、生活面での安心を支える社会保障や福祉です。この点も日本は手厚く整備されており、制度的に個人を扶助する仕組みも構築されています。

　これらの前提をもとに、注目すべきはやはり、極力 "病気にならない" というファクターだと私は思います。これまで日本の医療の基本的スタンスは、国民皆保険だから病気になっても構わない、病を得たら高度な医療技術や製薬で治療するからいい、というものだったかもしれません。

　しかし、こうした考えは間違いだと私は思います。やはり治療も薬も万能ではありません。病の回復が難しければ、そのまま身体的、精神的、社会的に病を抱えながら生活を送らざるを得ないことになります。できることなら病になること自体を回避して、未病のまま健康を維持していくに越したことはありません。

──それ故にヘルスケアのアプローチが**重要**となるのですね。

池野　国民の大宗が未病を実現できれば、医療費を中心とする社会保障費の増大、懸念される介護の人的リソース不足、等々の社会課題の軽減が図られます。そういう側面においても、ヘルスケアはまさしく今、個人においても社会にとっても必要とされているのです。特に、予防医療にある程度、軸足を置いたヘルスケアが重要となるでしょう。

▍0～6次にわたる予防医療の各ステージ

──**通常、"技術革新"とも捉えられることの多いイノベーションですが、ではヘルスケア分野におけるイノベーションとは、どのような内容をイメージすべきでしょうか。**

池野　内閣府におけるイノベーションの最新の定義では、「新たな価値を生み出し、経済社会の大きな変化を創出すること」(科学技術・イノベーション創出の総合的な振興に向けた科学技術基本法等の在り方について　令和元年11月20日)とされています。これを計算式で表しますと、"イノベーション＝インベンション×インプリメンテーション"、すなわちイノベーションとは発明と社会普及・社会実装の相乗、ということになります。

　発明とは制度や仕組みを含めて何かモノをつくることであり、それがある意味で潜在的な価値につながるわけですが、それを社会に普及させていかなければ、多くの人が発明の恩恵を受けられません。モノをつくっても誰も使えない、買わない、では意味を成さないからです。つまり発明×社会普及によってはじめて、経済社会の大きな変化になり人々の役に立つのです。そしてインベンションの担い手は専門家や学者が主だと思います

が、後半のインプリメンテーションは、市場経済においてはおそらく事業者がこれを担うと思われます。

　しかし医療の場合、インベンションで創出されたモノやサービスは、市場原理で増えたり普及したりするわけではありません。従ってインプリメンテーションの担い手も民間事業者以外に、政府や行政など公的なファクターが密接に関わることとなります。

――そこで、**先生が前述されたような、予防医療に軸足を置いたイノベーションとなりますと。**

池野　諸説ありますが、予防には大きく分けて、０（ゼロ）次予防に始まり、１次、２次、３次、さらに４次、５次予防まで、個人の状態に合わせて分類できると言われています。人によって若干定義が異なりますが、中核部分である１、２、３次予防については、私が医学部で学んだ頃から内容が明確化されていました。

　それによると、１次予防とは、成人病につながる可能性が高い高血圧、高脂血症、糖尿病などを抱えつつも、それが心筋梗塞や脳梗塞、腎不全など、病気として発症するのを防ぐ段階を指します。発症すると、それはすでに臓器の損傷を意味しており原状回復は困難となりますので、少なくともそこまで進ませない、それが１次予防です。

　２次予防は、残念ながら生活習慣病が既に発症した人について、早期発見、早期治療し重篤な症状にまで悪化、再発させないことです。腎機能の悪化を防いで入院させないよう食い止める、足の血管が細くなってきても切断させない、等々の対策です。

　そして３次予防は、ある程度症状が進んだ患者さんの病気回復を図り、社会復帰を促す、一言でいえばリハビリテーションが３次予防となります。以上、定義としてはこれが最も正確なところだと思われます。

――**そうしますと０次、そして４次、５次はどのような定義に？**

池野　いずれも後年誰かが付け加えたとされていますが、０次予防というのは、基本的に健康な人を生活習慣病にさせないこと、健康なまま維持させるということです。まさにウエルネス、未病がこれにあたります。

飛んで4次予防とは、高齢者を寝たきりにさせないことです。高齢者が一度寝たきりになると、そこから可逆的に回復を図るのは極めて困難で、介護保険が必要となります。実際に寝たきりになると8割の高齢者が3年以内に亡くなると言われています。従って、寝たきりになるかならないかは本人にとっても社会保障制度上も、大きな分かれ目となります。健康な高齢者が寝たきりになるまでの過程に、フレイル（虚弱）になるプロセスがありますが、フレイルは可逆性で戻ってくることができるので、何とかこの段階で押しとどめ、状態の回復に努めることが極めて重要です。

最後の5次予防。これは、人間の終末期段階です。人は誰でも必ず死ぬわけですが、その最後の死に方も重要ではないかと思われます。人生の最後の場面をより良く終わるために終末期をサポートし、苦しみを防いで穏やかに死を迎え入れる医療を含めて、5次予防にあたります。

——なるほど、いずれの段階も非常に重要ですね。

池野 各段階における具体的な働きかけが必要です。0次予防の段階の人に健康の重要性を呼び掛けるだけでは現実的な維持につながりません。生活習慣病は文字通り日ごろの習慣に負うところが大きく、そして個人にとって長年定着してきた習慣を是正するのは大変難しいことなのです。

だからこそ、個人をサポートするためにテクノロジーの力が必要となるのです。この点がまさしく、ヘルスケア・イノベーションにおけるインベンションの源泉となるでしょう。そしてそれを普及させていくのは、政府、行政の仕事になります。同様に1次予防では高血圧や高脂血症を低下・改善させる薬、2次予防では再発を防ぐ医療とそれを担保する仕組みや技術、3次予防では患者の社会復帰を支援する施設や機器・用具、等々が各予防段階のインベンションになります。同様に、0次から、4次、5次においても、それぞれの段階に適合したインベンションが求められます。

日本人の気質にマッチした、生命保険事業の隆盛

——では、産業面から見て0〜5次にわたる予防ステージの中で経済性の

高い段階はどこでしょう。またどのようなサービスが考えられるでしょうか。

池野　終末期医療や寝たきり防止など、予防ステージが上がるほどに社会保障の比重が高まりますので、むしろ未病や健康維持が求められる初期段階が市場として有望ですが、このレベルは個人の意識の持ちようで状況が大きく左右されるという非常に難しい面があります。しかし冒頭の、健康に長生きをすることを実現するためにも、何らかの対策を図るのは極めて大切で、産業面からさまざまな商品やサービスが提供され、個人の選択の幅を広げている昨今です。

　その中で一つ例を挙げると、日本では生命保険が隆盛している点に大きな特長があります。人口対比の生命保険加入者数・金額が世界でも断トツに多く、事実上、生命保険は日本人の日々の生活に完全に定着していると言っても過言ではありません。

──その背景として考えられるのは。

池野　一つには、失敗を極度に恐れる日本人の国民性が少なからず作用していると考えられます。ルース・ベネディクトが著作『菊と刀』において"日本は恥の文化"であると喝破したように、日本人にとって失敗はまさに恥そのものですから、これを極力忌避しようという意識が働きます。人生において、健康を害して日常生活や生産活動に支障をきたす、ましてや人生半ばで病で亡くなる、というのは大いなる失敗にほかなりません。病死によって残った家族が経済的に困窮すれば、それもまた失敗であり恥の上塗りです。

　そのリスクを担保するためには保険に入るしかない、と考えるのは日本人にとって自然な流れです。言わば生命保険の本質はある意味、互助会であるとも言えるでしょう。仮に、20歳からがん保険に入り80歳で人生を全うするまでにがんに罹ることなく、結果としてその間の掛け金がリターンされることは無かったとしても、家族が当人に対しがんにならなかったから掛け金がムダになったと非難するようなことはまずありますまい。それほどまでに日本人は、あらゆる疾病を含めた生命保険の類に安心感の担保

を委ねていると言っても過言ではありません。

　逆に言うと生命保険は安心をサービスとして売る事業であり、生命保険がおカネを払って加入者が得したらそれは個人にとって不幸が生じたことになります。こういうビジネスモデルですので、恥の文化で失敗を恐れる国民気質の日本において生命保険は存続し得るのです。ただ、生命保険会社として具合が悪いのは、例えば糖尿病保険に加入した個人が、これで安心が担保されたからと気が緩み、生活習慣に気を付けることなく、結果として加入者の糖尿病が軒並み悪化することです。加入者のほとんどに保険金を払わなくてはならなくなると、これは大赤字です。

　必然的に会社としては、加入者を糖尿病にしないよう働き掛けることになります。例えばひまわり生命は、シリコンバレーを舞台に費用を投じてデバイスなど健康維持増進に関するさまざまなテクノロジーを開発し、保険加入者に提供しています。ここに一つのマネタイズのモデルがあるわけです。個人は保険には掛け金を払うけれど、健康維持にはカネを使わない、となると生命保険を通じ、ヘルスケア・イノベーションを開発しつつその成果を個人に還流して健康維持を図り、結果として生保会社の運営が成り立ち医療費も削減されるという構図が成立します。生保、テクノロジー開発企業、個人とその家族、国それぞれがハッピーになるわけです。さらに言えば、病気離職を余儀なくされる人が減れば労働生産性が高まり経済発展と納税が増え、個人は健康を維持したまま長生きできる、ということになります。つまり生命保険事業の側面から、加入者と企業、個人と社会、経済と財政をともに健康・健全化することが可能になると言えるでしょう。

望まれる、加入者のための個人データ活用

——近年では、患者に関する各種データが重視されていると思われますが、いかがでしょう。

池野　はい、そもそもデジタル・テクノロジーがアナログと決定的に異なるところは、客観的なデータを収集できるところにあります。もともとデ

ータはこれまで副産物としての位置付けでしたが、"モノづくり"より"コトづくり"の方が儲かるこれからの時代に、石油に代わる新たな資源として価値を生むものと捉えられています。モノをつくる人より、システムをつくる人、プラットフォームをつくる人の方が世界を征服できるのです。そしてプラットフォーム構築には膨大なデータが不可欠です。GAFA（グーグル、アップル、フェイスブック、アマゾン）などのデジタルトランスフォーマーがデータを囲い込む理由もまさにその点にあります。

　日本人のデータも当然GAFAの市場の対象であり、GAFAの利益追求のために日本人のデータが利用されないよう、前述のように国内53社の生命保険会社が、これまで蓄積した個人データを加入者のために活用していくことが望まれているのです。場合によっては、セキュリティに万全を期しつつ他の関連分野とシェアするなどして、活用の幅を広げることも考えるべきでしょう。ヘルスケアというキーワードをもとに、国民、経済・財政を均等に健康にしていくことが、これからの日本の重要なミッションだと私は思います。

――この、生命保険を軸としたヘルスケア向上の枠組みを、日本だけでなく海外で適用することは可能でしょうか。

池野　現在のところ、なかなか難しいと言わざるを得ません。今、私が拠点を置いている米国では、生命保険も確かにありますが、それ以上に民間医療保険企業が保険業の大半を占めています。当然、保険に加入し保険料を払わないと必要なときに医療が受けられません。保険料の高低に合わせて医療サービスの質も異なります。その保険料が払えなくて保険に未加入、つまり医療を受けられない人が全米で人口比8.5%（米国勢調査局2018年段階）だと言われています。

　そこで私が仮に、A社という医療保険会社に加入したとしましょう。当然A社は何としても、私が病気になるのをあの手この手で防ごうとします。それ故、米国ではガジェット系のベンチャーが非常に発達していて、未病をマネタイズできています。ただ、私はスタンフォード大学の職員として17年を数えますが、この間に同大学がビジネス契約している医療

保険会社はほぼ３年に１度のペースで替わっています。契約延長において
は契約料をめぐりシビアな交渉が交わされる一方、他社からは魅力的なサー
ビスが次々と提案されますから、そちらの方がより良いとなれば、あっ
さりと契約先を切り替えます。

——日本ですと、あたかもかかりつけ医のように、特定の生命保険会社と
長期にわたって契約関係を続けることが多いと思われますので、だいぶ状
況が異なりますね。

池野　問題は、契約する企業が変わると、加入者から得られるデータの連
続性がそこで途切れる点です。それに対し日本の皆保険、そして生命保険
各社が集める患者、加入者のデータはほぼ不変です。車の保険と同様、加
入が長期にわたるほど生命保険の掛け金は安くなる傾向にあるので、よほ
どのことが無い限り途中で解約、他社と契約することはまずありません。

　そして医療保険の一括管理に関しては、マイナンバー制度をもっと活用
すべきですし、生命保険各社における個人の未病段階のデータも、できれ
ばマイナンバーにひも付けしたいと総務省は構想していると思われます。
それが実現されると、世界に冠たるデータ管理に基づいたヘルスケア・マ
ネジメント体制が構築できると言えるでしょう。

■ AIの活用によるパーソナリゼーションの実現を

——ただ、個人データを取り扱う場合、日本人はことプライバシーが関わ
る問題には非常に過敏になる傾向があるように思われます。高度なデータ
活用社会構築に向けてはこのような国民性がネックになる部分もあるので
は。

池野　はい、失敗を恐れる日本人の気質はそのまま、完全性への追求につ
ながりますので、データの扱いは常にデリケートな問題です。技術の急速
な進展に対し、国民性が変化することは考えにくいので、社会の性格を踏
まえた上で在るべきデータの活用法を模索していかねばなりません。何の
ためにデータを集めて管理するのか、誰のためにデータを役立てるのか、
その基本を常に守っていくことが重要です。

　実際にデータの管理に関する問題は、海外でも他山の石とすべき事例があります。カナダのトロント市では、グーグル社と提携してスマートシティ構想の具体化に乗り出しました。が、2020年5月上旬にグーグルがプロジェクトから脱退しました。表向きは新型コロナウイルスの影響で資金が底をついたとされていますが、実態は同社が市民のデータを一律管理することに対し、市や市民から激しい反発があったからだと言われています。目的はトロント市民の生活向上ではなく、都市そのもののデータであったと。

――一企業のビジネスのために自分たちのあらゆるデータが集められるとしたら、反発も当然かな、と思います。

池野　トロントのケースは、帰属するデータの主体が誰に有るのか考え直す、格好の事例であると言えるでしょう。

――池野先生は現在、浜松市でヘルスケア関連のプロジェクトを進めておられますが、この計画の基本的な理念はいかがですか。

池野　トロントなどの例を鑑み、われわれのプロジェクトは常に、その中心に人間、つまり浜松市民がいます。市民が幸せになるためにヘルスケア・データを活用する、これが大前提であり今後もこの基本は変わりません。

　この点を必要条件とするならば、プラス十分条件としては、十分なサイバーセキュリティー網の構築がこれにあたります。むろん、どんなセキュリティ網も、絶対漏洩させない、という保証はできません。そもそも"絶対大丈夫"ということはあり得ないし、それを求めることにも無理があります。前述のように、完全性を当然のように求める国民性に対しこの点を理解していただくのは容易ではありませんが、少なくとも現状可能な範囲で予防措置を講じることはできるので、それには最善の努力を尽くしたいと考えています。

――そうすると同プロジェクトに参画する事業者は日本企業だと想起されますが、実際にはドイツのSAP社が加わっています。

池野　同社は、欧州のGDPR（EU 一般データ保護規則）をクリアしてお

り、同規格は日本よりも厳格なことで知られています。また同社は会計ソフトウエア、つまり最もセンシティブな部分を扱っている企業として世界的なネットワークを持っていることが大きなアドバンテージとなりました。

——**日本でさらなるヘルスケア・イノベーションの隆盛を図るとしたら、課題となる点などは。**

池野　一つにはやはりサイバーセキュリティーの水準をできるだけ高度化することです。これは一事業者の枠を超え、国を挙げた総力戦の構えが必要です。データが宝の山だと認識されたことで、窃取する側もこれまで以上に高度化していくことでしょう。この競争には終わりが無いことを自覚しなければなりません。

　そして、データが埋もれた金の延べ棒であるならば、日本企業はそれを高価な宝飾品に仕立てるなど、付加価値の付く加工をする必要があります。データは集めて終わり、ではありません。

——**他のポイントについてはいかがでしょう。**

池野　今後、データを効率よく加工して価値あるものを抽出していくのに不可欠となるツール、それがAIです。AIは、大量の雑然としたデータ群を価値あるものとして仕立てていく可能性を秘めています。日本人の平均寿命を明らかにするまでがこれまでのデータでしたが、これは統計の域にとどまっています。それに対してAIは、食事など平素の生活習慣、住環境、職業など、全く異なる分野のデータを組み合わせて、より細部まで正確な個別化、パーソナリゼーションを実現することが可能です。

　個人の検索履歴でその人が今何を欲しているか、どういう生活を送っているか、というところまで明らかになる現在ですので、これを個別化した広告宣伝に使うだけでなく、ヘルスケアに役立ててほしい。ある意味、個別化を最も必要としているのは医療なのです。糖尿病の患者さんは数多いものの、それぞれ疾患に至る生活背景は異なるわけですから、一律的な生活指導では効果はおぼつきません。食事の好みや量、趣味、運動、仕事のストレス、時には近親者の病歴なども含めた多様なパーソナルデータを組

み立て、そこで問題点に対しピンポイントな指導を行うからこそ、より効果的な改善が期待できるのです。それには大量のデータ収集とパーソナリゼーションを具現化する AI が、ヘルスケア・イノベーションへの必須要件なのです。

"Necessity is the mother of implementation"

——ヘルスケア指向が高まりゆく中において、新型コロナウイルス感染症の問題が発生しました。これはヘルスケア・イノベーションの追求に対し、どのような影響をもたらすと考えられるでしょうか。

池野　極論すれば新型コロナウイルスによって、世界は否応なく次のステージに進まざるを得なくなった、と言えるかもしれません。強制力無き状態で漠然と求められていた状態、すなわち "Nice to have" が、"Must to have" へ変容することを余儀なくされたわけです。具体的には、"非接触社会" への移行と、それに伴う "非接触ビジネス" の発達です。しかしここでポイントとなるのは、物理的な "非接触" を実施するとしても、心理的な "非接触" をしてはならない、という点です。

　現実社会には地方と都会、故国と外国暮らしのように親元を離れて生活する人は数多いるわけですが、昔なら手紙や電話、現在ならメールやリモートを使って物理的距離を乗り越え心理的なつながりを維持する手段はたくさんあります。距離を取ることが求められる社会になったとしても、その心のつながりを分断してはいけません。それは周囲との物理的な距離以上に、社会に対する個人の距離となり孤立を招きます。その点、新型コロナ感染拡大に対応する遠隔コミュニケーションシステムが急速に発展・普及したのは社会の様相を変える次のステージの、端的な例と言えるしょう。

　この間、残念ながら卒業式などもリモートシステムで行われるケースが相次ぎました。確かに時間を共有することはできたかもしれませんが、皆が一堂に会して人生の貴重な節目を同じ空間で心理的に共有することには敵いません。しかしそれ故に皆で機会を一にし、大切な思い出を空間的に

共有することの重要性が再認識されたと思います。逆に、これまでごく普通に行われていた要印鑑書類は、その必要性が認められなくなったのではないでしょうか。ハンコを押すために出勤する従来のビジネススタイルは、まさにコロナによって衰退して行くと思われます。ハンコを介してつながる必要が、そもそも無かったのです。このように心理的なつながりが不可欠な事象は、コロナ終結後も現状に戻り、必要のない事象は新たなスタイルとして定着することが想定されます。

——その前提を医療の視点から考えますと？

池野 現場で徐々に広がり始めているのが、遠隔医療、遠隔診断に代表される"非接触医療"です。これまで遠隔診断は、忙しいサラリーマンが仕事の合間に診察時間を節約するためには便利でしたが、さすがにマストではありませんでした。しかしリモートワークが定着し、病院の三密状態を避けるためにはマストに移行させていく必要があります。病院での定期診察が必要な高齢者も同様です。

もちろん、人によってはお医者さんと直接対面することで得られる心理的安心感、カウンセリング効果が治療に役立っていた場合もありますし、やはり初診の場合はまずお医者さんに診てもらわねばなりませんので、これも前出の卒業式とハンコの例と同様、対面が必要な医療と遠隔で対応可能な医療とに、要不要の見極めを行い患者の選択肢の幅を広げることが重要なのではないでしょうか。初心を対面診療して以後、あとは遠隔診療に切り替えられれば患者の負担も減り、"非接触"が求められるウィズ・コロナの時代にも適合します。その選択の幅を広げるのに不可欠なのが、遠隔医療を可能にするデジタルでありデータなのです。むしろ、デジタルデバイスの進展によって、自宅で患者さんをモニターできるようになれば、長期入院することなく自宅で過ごしつつ、悪化のシグナルをすぐに伝えることも可能です。治療のセーフティネットと自宅での安心が二重に担保されることになります。

——新たな医療の在り方に対応したイノベーションですね。

池野 昔から "Necessity is the mother of invention"（必要は発明の母）

と言われてきましたが、私はこれをさらに発展させて、"Necessity is the mother of implementation"（必要は実現の母）と主張したいですね。遠隔医療のデバイスは、まさしくこれまで "Nice to have" でしたが、コロナ以後のこれからは "Must to have" として発展させていくべきです。一たび "Must to have" になれば、社会に普及してゆくのです。

　この必要性の背景は、残念ながら感染症拡大という不幸な形ではありましたが、人類はこれに対応し、新しい医療、新しい社会を構築していかねばなりません。コロナを奇貨として、ヘルスケア・イノベーションは次のステージへ移行していく、その移行した未来を幸せなものにすることが社会の使命なのだと私は思います。冒頭で申し上げたように、経済と健康は幸福な社会を実現するための車の両輪です。経済活力のある豊かな社会を構築するために健康が不可欠であること、われわれはこの原則を、コロナを経験することによって得られた、未来への教訓とすべきではないでしょうか。

——ありがとうございました。

第2章

座 談 会

デジタルトランスフォーメーション（DX）によって、日本の予防医療（ウエルネス）を実現していくには

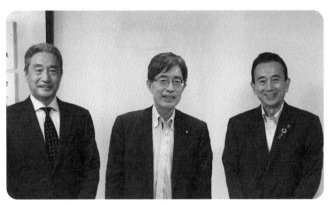

SAPジャパン株式会社
代表取締役会長
内田　士郎

総務副大臣
兼内閣府副大臣
寺田　稔

浜松市長
鈴木　康友

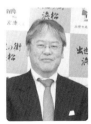

司会：スタンフォード大学循環器科主任研究員
池野　文昭

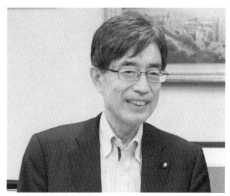

総務副大臣兼内閣府副大臣
寺田　　稔（てらだ　みのる）

1958年生まれ、広島県出身、東京大学法学部卒業後、
80年大蔵省入省。
82年ハーバード大学大学院留学、公共政策学修士号を
取得。89年在ワシントン日本国大使館書記官、97年官
房文書課広報室長、98年徳島県総務部長、2002年財務
省主計局主計官、03年内閣府参事官などを歴任後、04
年衆議院議員補欠選挙で初当選。以後、当選5回。07
年防衛大臣政務官、12年内閣府副大臣兼復興副大臣（第
2次安倍内閣）、19年9月より現職。

池野　本日は書籍『ヘルスケア・イノベーション』座談会のためにお集まりいただきまして、ありがとうございます。私は、今、世界的な新型コロナウイルス感染拡大のため、アメリカ・カリフォルニア州のシリコンバレーの自宅でほぼ半年にわたって待機状態を余儀なくされています。こうして改めてアメリカから日本を見つめ直すと、日本の医療制度、そして国民の健康や医療に対する心構えというのは、国際的にも非常にレベルが高いと実感しています。今回の新型コロナウイルスの問題においても、日本の素晴らしさが浮き彫りになって、世界保健機関（WHO）からも「死者数を最小限に抑え、新型コロナウイルスの感染拡大防止に成功した」と評価されています。

　私が常々申し上げているのは、日本の潜在的価値は健康にあるということです。日本の健康寿命は、WHOが発表している183カ国を対象としたランキングでシンガポールに次いで2位となっています。ただし、高齢化が進み、医療費・社会保障費が増加している状況を鑑みますと、これからはなるべく病気にさせない予防医療（ウエルネス）の考え方が非常に重要になってくることは明白です。こうした中で、今回は寺田稔総務副大臣、鈴木康友浜松市長、民間からは内田士郎SAPジャパン株式会社代表取締役会長をお招きして、「デジタルトランスフォーメーションによって、日本の予防医療（ウエルネス）を実現していくために」というテーマで、討論したいと考えています。まずは、寺田総務副大臣、政府の見解をご披露

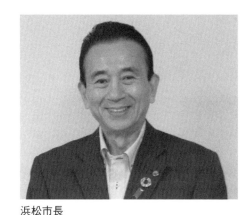

いただけますか。

寺田 現在、総務副大臣を務め
ています広島県第五区選出、衆
議院議員の寺田 稔です。今回
は、こうした討論の場をいただ
き、本当にありがとうございま
す。私の地元、広島県呉市（人
口219千人）では、全国に先駆
けて「呉モデル」というデータ
ヘルスなどを積極的に活用し
て、糖尿病などの生活習慣病対
策や病気にならないための、い
わゆる未病施策、ウエルネスを

浜松市長
鈴木　康友（すずき　やすとも）
1957年生まれ、静岡県出身。慶應義塾大学法学部卒業
後、85年㈶松下政経塾（第一期生卒業）、2000年衆議院
議員初当選、03年2期目当選。
07年5月浜松市長当選（4期目）。

進めています。私自身も2012〜13年に規制改革担当の内閣府副大臣を仰せ
つかっていたとき、レセプトのオンライン化やカルテの電子化とともに、
いわゆる遠隔医療を積極的に手掛けました。先ほど、池野先生がお話しい
ただいたテーマは、特に中山間地や島しょ部などを抱えるわが国の医療の
課題解決にもつながる重要な課題だと言えるでしょう。

　現在、わが国は、コロナ禍のもとで初診対応も含めて医療の幅が広がっ
ています。その核になるのが、ICTであり、IoT、AI、または5Gといっ
たデジタルトランスフォーメーション（DX）の分野です。総務省としま
しては、そのエレメントを有機的につなぎ、医療にとどまらず、教育や生
産現場など国民生活のあらゆる分野で実装化を進めていきたいと考えてい
ます。どうぞ、皆さん、よろしくお願いいたします。

池野　次に地方自治体を代表して浜松市の鈴木市長にも健康寿命延伸に向
けての取り組みについてお話しいただきましょう。

鈴木　人生100年時代を迎え、地方自治体にとっても市民の健康を守ると
いう視点からいかに健康寿命を延ばしていくかという施策が非常に重要に
なってきました。おかげさまで、本市は、厚生労働科学研究班が政令指定

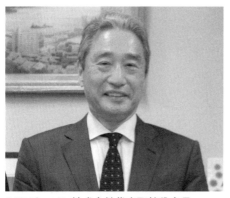

SAPジャパン株式会社代表取締役会長
内田　士郎（うちだ　しろう）
1955年生まれ、東京都出身。早稲田大学政治経済学部卒業後、80年ピートマウィックミッテル会計事務所に入り、99年Pwcコンサルティング㈱取締役、2005年プライスウォーターハウスクーパーズコンサルタント代表取締役社長、06年プライスウォーターハウスクーパーズ代表取締役社長、08年取締役会長、15年1月より現職。

都市と東京都の特別区を対象に調査した「大都市別の健康寿命」で、10年から三期連続で男女ともに第一位になっています。しかし、現時点では、「健康寿命は日本で一番」と自負していますが、将来にわたって、本市が健康寿命トップであるとは限りません。

そこで、このたび「予防・健幸都市」という新たな都市像を掲げ、その実現に向けた官民連携プロジェクトとして「浜松ウエルネスプロジェクト」を立ち上げることにしました。「予防・健幸都市」とは、市民が病気を未然に予防し、いつまでも健康で幸せに暮らすことのできる持続可能都市と定義しています。同プロジェクトは、地元の医療機関、大学などの研究機関、商工会議所をはじめ地域の民間企業とわが国を代表する大企業などが連携し、知見を結集して市民の健康寿命のさらなる延伸を目指す壮大なプロジェクトです。今回は、同プロジェクトなどをご紹介しながら議論に参加したいと思います。皆さん、よろしくお願いいたします。

池野　では、最後に民間企業を代表し、SAP ジャパンの内田代表取締役会長からもお話しいただけますでしょうか。

内田　私ども SAP は、1972年にドイツで創業したビジネス・ソフトウェアの会社です。財務会計などの基幹業務のソフトウェア ERP ベンダーとして実績を積み重ね、現在、世界の商取引の77％は SAP ソリューションを経由しています。2010年以降は、イノベーション関連ソリューションの提供も強化し、現在では、ERP 以外のソリューション提供が売り上げの半分以上を占める形となっています。社是として、Help the world run better and improve people's lives、つまり「皆さまの生活をより良くして、世界中の方々の生活をより向上させていく」をビジョンに掲げ、事業を進めています。

例えば、ドイツ政府を支援する形で、産官医連携の「データ・ボックス」プロジェクトに対し、個人医療情報管理のソリューションを提供しました。欧州では、世界で一番厳しい個人情報管理ルールを整備していますが、本プロジェクトでは個人情報管理ルールなどを遵守し、

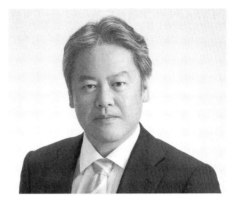

スタンフォード大学循環器科主任研究員
池野 文昭（いけの ふみあき）

1967年生まれ、静岡県浜松市出身。自治医科大学卒業後、92年医師国家試験合格。同年、静岡県に入庁し、県立総合病院、焼津市立病院、国民健康保険佐久間病院、山香診療所などで勤務、地域医療に携わる。2001年渡米、スタンフォード大学循環器科で研究を開始し、200社を超える米国医療機器ベンチャーの研究開発、医療試験などに関与する。日米の医療事情にも精通し、さまざまな医療プロジェクトにも参画している。

かつ、個人医療情報を本人同意の上、安心・安全なクラウド・プラットフォームに置いています。これにより、医療機関による医療データの分析や、転院時の情報共有による重複検査の防止などを実現し、医療レベルの高度化を図っています。われわれは、ソフトウェアのベンダーですが、お客様と共に新しいイノベーションを起こしていくという意味で、例えば「浜松ウエルネスプロジェクト」をサポートすることなどを通じて浜松市に貢献できればということで、今回の座談会に参加させていただくことになりました。どうぞ、よろしくお願いいたします。

予防医療の重要なポイント、PHR（パーソナル・ヘルス・レコード）

池野 では、本題に入りましょう。先ほど、寺田副大臣から「データヘルス」についてコメントがありましたが、本書「ヘルスケア・イノベーション」においては、これからの日本の医療においては、病気を予防する意味

インディアナ州　乳児死亡率低減のデータ分析

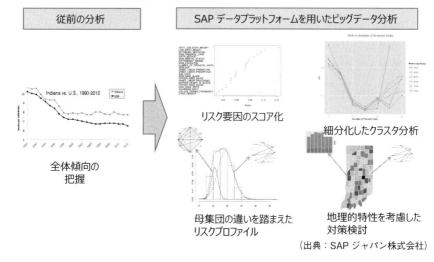

（出典：SAP ジャパン株式会社）

からデータの重要性がポイントになることを読者の皆さんにご理解いただきたいと考えています。

　こうしてアメリカから日本を見つめ直すと、やはり日本が素晴らしいと思うのは、①島国であり、人の移動が限定されている②国民皆保険が成り立っている——ということですね。この2点が、今回の新型コロナウイルスに留まらず、他の感染源からも国を守る大きな要因になっていると思います。もう一つ、日本国民には、生まれる前から、母体、胎児の健康を管理し、出生後は、青年期までの健康状態・成長を記録する母子健康手帳という素晴らしい制度があります。ちなみに、日本の乳幼児の死亡率の低さは、世界の目標になっていて、これを支えるのが母子健康手帳なのです。

内田　確かに、日本と比較するとアメリカでさえも乳幼児の死亡率は高いですね。と言いますのも、アメリカのペンス副大統領がインディアナ州の知事を務めておられた時に開始されたプロジェクトですが、当社は、インディアナ州の乳児の死亡率低減に向けたビッグデータ分析を行ったことがあります。内容を簡単に申し上げますと、乳児の死亡率がどういう形で州の中で分散しているのか、母体の因子や、妊婦の飲酒・喫煙などの生活習慣のデータまで収集し、何が真の原因であるのか調べました。その結果、

日本が世界に誇る母子健康手帳

母子健康手帳

母子健康手帳とは、母子保健法に定められた市町村が交付する手帳、育児書としての機能、母の健康状態を記録する機能がある。

- 世界で初めて日本が1948年に導入、妊婦の産前産後の経過や乳幼児の予防接種状況などを一括で管理。
- 1990年以降、途上国を中心に15か国が母子手帳を制度として本格導入、計50か国以上が採用し、日本で生まれた母子手帳は海を渡り、様々な国で妊産婦や乳幼児の健康改善に寄与。
- （一社）親子健康手帳普及協会は、20歳になるまで記録できる母子手帳を作り、一般的な母子手帳は6歳までだが、成人までの病気や予防接種の記録を基に健康管理に役立てる。

ICT時代の母子健康手帳

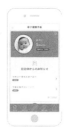

- 神奈川県：母子手帳とお薬手帳の情報を一元管理
- 東京都葛飾区：電子母子手帳の運用開始
- 内閣官房・日本経済再生総合事務局：ICTを活用した子育て支援サービス（BabyTech）の一環として、母子健康手帳アプリの普及を目指す。

未来創造

世界に先駆けて日本が導入した母子健康手帳のコンセプトを成人以降、終末期まで応用できないか？「ゆりかごから墓場まで」のPersonal health Recordの実現。

健康保険種別および妊婦の健診受診の回数が乳児の死亡率に大きく影響するという知見を導き出しました。その結果からもデータを管理することの重要性や、日本の乳幼児の死亡率の低さには医療機関などからの適切な支援が貢献していることを改めて認識した記憶があります。

池野　母子健康手帳には、小児期の健診受診のデータなどがきちんと記載されていますよね。生まれる前から青年になるまでの健康記録が日本にはあります。それに引き続き、その後、人生を全うするまでの健康の記録が、もし本邦に確立できれば、つまり、イギリスのチャーチル元首相の言葉を借りると、まさに「ゆりかごから墓場まで」と言い表される個人健康データベースができると思います。チャーチルは戦後、イギリスの NHS（National Health Service）の医療制度、社会保障制度を作ったときの合言葉としてこの言葉を用いたわけですが、日本は真の意味での「ゆりかごから墓場まで」を実現できる国だと思います。要するに、日本の人々は、生まれた時、正確には生まれる前から亡くなるまで一貫した医療サービスと、一定の社会保障が提供されていくということですね。

　では、どうやって実現していくのかというと、第四次産業革命——これは SAP 本社の当時のドイツの社長がメルケル首相に進言された言葉ですが——IoT、ICT、AI などの DX を活用して、一人ひとりに合致した、個別化されたプログラム、またはやり方を構築していくことが大きなポイントになるのではないかと見ています。そういう意味では、総務省の役割は非常に大きいと言えるでしょう。

　こうした中で、国民一人ひとりのデータを生かして、いかに早く病気を発見するということが、今後はとても重要になってきます。私は、その最も重要な肝となるのがPHR（Personal Health Record）、つまり個人ごとの医療データを含む生涯型電子カルテだと見ています。そこで、まずはこのPHRについて議論を深めていくことにしましょう。寺田副大臣、政府のPHRについての取り組みについてご説明いただけますか。

寺田　池野先生から「ゆりかごから墓場まで」という言葉でお話を承ったわけですが、PHRについては、今、総務省、厚生労働省はもちろん、関係各省が連携をして検討会を作って、どういう形であれば「生まれてから死ぬまで」の健診情報、あるいは医療情報が活用できるかという検討を進めています。

　現時点では、個人情報保護の問題やそれぞれのデータがバラバラに存在するという実態があります。具体的には、地方自治体であったり、医療機関、保険者などさまざまな関係者にデータが散在していますので、まず、これを一連のデータとして「ある個人」の履歴として束ねていく必要があります。2021年3月からは特定健診情報、10月からは薬剤情報と医療費情報がマイナンバーカードで閲覧可能になるなど情報化されていくわけですが、これらを一連のデータとして、個人にフィードバックしたり、あるいは積極的に健康増進に活用していくというところが、まさにこれからの課題になっています。

池野　バラバラになっている個人データをいかに統一化するかというところから始めておられるわけですね。フォーマットの整備や統一化してマイナンバーにくっつける作業なども必要になるでしょう。寺田副大臣、先ほど挙げられた課題は各省ごとに検討されているのでしょうか。

寺田　はい。例えば、総務省であればデータ利活用の問題、厚生労働省であれば医療の問題などといった具合で、各省ごとに所管のテーマを定めまして、鋭意検討を進めています。

　実は、19年6月に閣議決定された「骨太の方針」と言われる「経済財政運営と改革の基本方針2019」に、マイナポータルを活用するPHRとの関

PHRサービスモデル等の構築に係る総務省の取組

- 近年、クラウドやモバイル（スマートフォン）の普及とあいまって、個人の医療・介護・健康データであるPHR（Personal Health Record）を**本人の同意の下で様々なサービスに活用**することが可能になってきている。
- 平成28年度から平成30年度まで、日本研究医療開発機構（ＡＭＥＤ）の研究開発事業において、①妊娠・出産・子育て支援、②疾病・介護予防、③生活習慣病重症化予防、④医療・介護連携にかかる**新たなサービスモデルの開発**等を実施した。
- 令和元年度においては、民間PHRサービスの普及展開に向けて、必要なルールの在り方等を、厚生労働省「国民の健康づくりに向けたPHRの推進に関する検討会」の下で、経済産業省とともに検討。

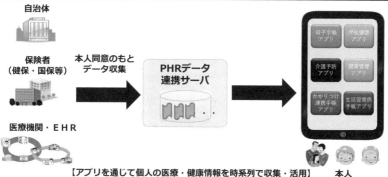

【アプリを通じて個人の医療・健康情報を時系列で収集・活用】
【自らのライフステージに応じてアプリを取得】

（出典：総務省資料）

係も含めて対応を整理し、健診情報が22年度を目途に標準化された形でデジタル情報化するという目標が打ち出されていて、本年夏までに工程表を作ることが決定しています※編集注。

　当然ながら、利用者本人は地方自治体から直接PHRのデータを受け取ることができるようにしてはどうかとか、また、民間企業がさまざまな健康管理などのアプリケーションを開発して利用者に提供するというビジネス的な広がりも想定されます。そこで、総務省は、厚生労働省や経済産業省とともに、民間PHRサービス事業者がビジネスにおいても大いに利活用できるように新たなサービスに向けて、適正なルールづくりに着手しています。

■「トータル」のPHRを構築していく視点を

池野　鈴木市長、地方自治体の立場では、PHRの活用の可能性についてどのように見ておられますか。

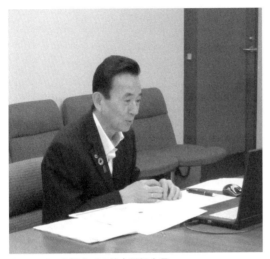

オンライン座談会での鈴木浜松市長
今回の座談会は東京・浜松・米国シリコンバレーを結んでオンラインで実施された。

鈴木　健康寿命の延伸という意味において、予防が重要になると言うことは、恐らく地方自治体関係者は、みんな分かっていると思います。しかし、今までこの分野は、データやエビデンスに基づいた話ではなくて、「○○がいい」とか「あれが効く」といった具合に、非常にアバウトな感じで取り組まれてきたのではないかと思います。

これからの時代はきちんとデータに基づいた科学的な取り組みが必要になってくるはずで、そうなると地方自治体でも PHR をしっかりと施策に活用したり、組み入れていく視点が重要になるでしょう。ただ、地方自治体ごとにバラバラに行っては非効率になりますので、国で健診データなどの収集や提供を行う環境整備に加え、民間も含めた活用のルールをぜひ整備していただきたいですね。

内田　データという意味においては、日本は、健康データの宝庫であると言えるでしょう。先ほど、池野先生がご指摘された通り、日本では生まれる前から母子健康手帳がスタートして、生まれた後も毎年幼稚園・小学校・中学校と人の成長に伴って、健診データが蓄積されます。このように経年的に取得されるデータに対して、われわれ民間が貢献できることとしては、バラバラに管理されているデータを一元化して管理し、分析できる環境を整備することにより、統合データに基づく示唆をさまざまな皆さんが活用できるようにすることだと考えています。

鈴木　健診データについては、本市には、聖隷福祉事業団という日本で指

折りの社会福祉法人があり、ここが約40万人分の人間ドックなどの健康ビッグデータを保有しています。

浜松ウエルネスプロジェクトでは、このビッグデータを浜松医科大学と聖隷福祉事業団との共同研究で分析していくことを検討しています。

実は、本市は40〜60歳の働き盛りの世代に糖尿病予備群が多いという課題

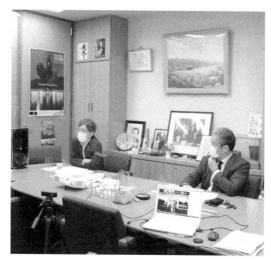

オンライン座談会での寺田大臣（左）と内田会長（右）
（手前 PC 上に池野文昭氏の姿が見える）
感染予防のため、万全の体制で開催された。

も抱えています。今回の分析では、糖尿病も含めた市民の疾病リスクを見える化し、見える化されたデータを今後の市の健康医療施策に活用していきたいと考えています。

寺田 貴重なご意見ありがとうございます。政府としましても、健診データは極めて重要だと位置付けています。例えば学校の健診についても、重要な検討課題になっていまして、文部科学省を中心とした作業チームにおいて、マイナンバーカードとの連携も視野に入れながら、本人にどういうふうな形で、どういうタイミングで、健診データを渡して活用していただくか、かなり深度のある検討が行われています。

池野 内田会長、健診データの管理という面で、例えばドイツではどのように運用されているのでしょうか。

内田 われわれは、PHR のオーナーは、国民一人ひとりだと考えています。お話のあったドイツでは、国民がデータを公開する key をそれぞれが持つような仕組みになっています。基本的にデータは、全て暗号化されていて、医療機関が開ける場合も、本人の同意が必要になります。データ

SAPによる様々なヘルスケア＆イノベーションの取り組み例
～世界中の知見等をもとにした日本での市民ウェルネスへの貢献

Project Data Box
（個人医療情報分析）

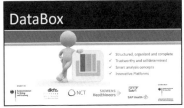

個人医療情報をGDPR準拠の安心・安全なSAPクラウドプラットフォームに保管。医療ビックデータの分析等を通じ、情報医療レベルの高度化を実現。（ドイツ連邦保健省との官民Co-Innovation）

Diabetes Management
（糖尿病IoT）

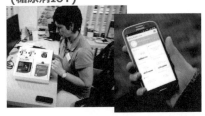

糖尿病患者と医療機関双方で血糖値データを管理・リアルタイムモニタリング。これにより生活習慣を改善し、糖尿病の悪化をデジタルの力で防止。（スイス事例：Roche社とのHealthcare Co-Innovation）

（出典：SAP ジャパン株式会社）

は、ライフログとして経年データを集めることで、AIや機械学習を組み合わせて、病気になってから何かをするというよりも、そもそも病気にならない、未病というところでアドバイスなどの情報を与えることが可能になります。

　この仕組みを応用しますと、例えば、小学校に上がると、給食や体育が始まりますから、食べ物や運動量などのデータも集めることが可能になります。こうした生活習慣のデータを蓄積・分析しますと、「このままだと肥満傾向ですよ」「いわゆる代謝の問題が出てきますよ」などの情報が出せるようになります。すると、食べ物を変えるとか病気にならないように運動を促すことが可能になるわけですね。

寺田　ドイツやアメリカ以外の国で、政府や地方自治体など公共部門での実績はあるのでしょうか。

内田　シンガポールで高齢者の皆さんを対象にしたエイジドケアのプラットフォームを構築しましたし、日本においてもヘルスケア以外の分野になりますが、大分大学と防災・減災のための情報活用プラットフォーム、それから福島県会津若松市（119千人）と地域中小企業の生産性を向上させるコネクテッドプラットフォーム構築に関わりました。

池野　今、内田会長が指摘されたライフログという視点は非常に重要だと思います。と言いますのも、私は自治医科大学で、1年生から卒業するまでずっと教わってきたことがありまして…。人間を診るには、目の前の患者の病気やけがなどの症状を単に診るのではなくて「その人が住んでいる住居環境とか、趣味、実際に嫁・姑の関係などトータルでみようよ」というものです（笑）。家族関係など、人間を取り巻く環境全体を診ないと、本当の医業はできない、本当の病気を治すことはできないということを6年間ずっと叩き込まれてきたわけです。だから、Personal Health Recordと言いますけれども、"Health"の中には、例えば一日どれだけ動いているかとか、どんな食生活をしているのか、どんな趣味を持っているのか、社会とどのように関わっているかなど、単なる医療だけのデータではなくて、トータルなデータが必要でしょうね。

寺田　実は、まったく同じ流れで教育の分野でPER（Personal Educational Record。個々人の生涯学習履歴）ということで、幼少教育から生涯に至るまでをどういうふうに集積して、学習履歴のみならず、勉学の態度や、放課後にどのような課外活動をしているかとか、児童クラブなども含めて、「トータル」で構築していこうという動きが顕著になっています。これをオンライン学習や遠隔教育に生かしていこうという狙いです。従いまして、医療の分野と教育の分野、まさに車の両輪としてデジタル社会の実装化に向け推進していくという流れになっています。

池野　今のお話にさらにもう一つ付け加えさせていただくとすると、患者のメンタル状態はどうなのか、ストレスはどうなのかという精神面ですね。そういうところまでを見据えたPHRができれば、これは世界に類のないものが出来上がります。ですから最終的には「人間全体をみる」と言うか、人間全体のためのPersonal Health Recordの構築を目指していただきたいと思います。

期待される遠隔医療、DtoDは特に有効

池野　冒頭、寺田副大臣から遠隔医療についてのお話がありました。この

遠隔医療の普及促進に向けた総務省の取組 - 遠隔医療（DtoD）

総務省では、令和元年度、遠隔医療（DtoD）について、地域医療確保や医師の不足への対応等のため、以下の取組を実施。
① 遠隔医療の実施状況や都道府県医療計画への記載状況等の調査
② ５Ｇや４Ｋ８Ｋの遠隔医療等への活用のユースケース（案）の整理
③ 遠隔病理診断ネットワークを活用した「遠隔病理診断」や、熟練医が手術の支援を行う「遠隔手術支援」についての実証

医師対医師の遠隔医療の実施状況等の調査	医師対医師の遠隔医療のモデル策定に資する調査	新たな通信・放送技術の遠隔医療への活用に関する調査
我が国における遠隔医療の実施状況や都道府県の策定する医療計画等について、アンケートや文献調査、ヒアリング等を実施し、類型ごとの遠隔医療の課題の整理、解決策の検討を実施する	遠隔医療の実施状況等の調査や、5G、4K・8Kの活用可能性の調査を踏まえ、各ユースケースにおける優良モデルのヒアリングを実施し、遠隔医療モデル参考書改定案の内容を整理・検討する	5G、4K・8Kの技術的特徴や国内外の先進事例をインプット情報としてヒアリングを実施し、下記の6つの類型ごとにユースケースを洗い出し、活用の方向性について検討する

遠隔医療

遠隔画像診断（テレラジオロジー）　遠隔病理診断（テレパソロジー）　救急遠隔画像診断等（テレストローク等）　遠隔コンサルテーションカンファレンス　遠隔手術　専門的診療支援　調査報告書　遠隔医療モデル参考書改定案

医師対医師の遠隔医療の技術的課題等の解決に向けた調査

遠隔病理診断	遠隔手術支援
衛生検査所を介した病理レポート作成において、バーチャルスライドスキャナを活用した、運用フローなどの仕組みの検証や時間短縮の検証を行う	院外での手術支援において、必要となる運用性及び接続性について実証を通して課題の整理を行う

（出典：総務省「医師対医師の遠隔医療の普及促進に係る調査研究」）

部分についても少し、議論を展開していきたいと思います。

　その前に少し、私自身のことをお話しさせてください。私は、自治医科大学を卒業し、1997年〜2001年まで静岡県佐久間町（現在の浜松市天竜区佐久間町）という中山間地にある小さな診療所で地域医療を行いました。その頃から、自分の手に負えない患者さんを後方病院の先生たちとディスカッションしたり、どうやって連絡を取るか、また、どうやって撮影したCTやレントゲンを後方病院へ送るかということで、四苦八苦していました（笑）。当時、電話回線を使って画像を取り込んで診療を行っていました。今、思えば、非常に初歩的な遠隔医療ですけれども、そういうことを実際に経験していたわけです。その後、01年にスタンフォード大学に来て、シリコンバレーでまさにIoTやAI、ロボット開発といったDXのメッカで仕事をしているわけですが、私の原体験は、佐久間町での診療所務めで、中山間地医療が私のライフワークと言っても過言ではありません。

　現在、新型コロナ感染が世界的に拡大したことによって、非接触という観点から「遠隔医療」も大きくクローズアップされています。先ほど申し

上げた通り、遠隔の技術そのものは、日本の中山間地域や島しょ部など最も必要とされているところから定着していったように思えますが、Necessity is the mother of invention（必要は、発明の母）いう言葉が示す通り、今後、遠隔医療が大きく発展する可能性もあります。まず、この点、寺田副大臣はいかがお考えでしょうか。

寺田 私は、遠隔医療は、今後の中山間地医療の大きな柱になるだろうと考えています。先ほど池野先生がご指摘の通り、特に医師不足の地域において遠隔医療は有用ということで、18年に厚生労働省が一定の要件付けをしてオンライン診療のためのガイドラインができました。当初のガイドラインにおいては、例えば、初診はダメで、慢性病疾患などある程度安定的な症状の方に対してのみといった適用でしたが、遠隔医療の範囲が広がって、対象人員も今回の新型コロナウイルスの感染拡大により大幅に増え、時限的・特例的措置として初診からも適応可能になりました。こうした流れを受けて、総務省としましても適切なオンライン診療の受診に向けた施策をさらに推進していく方針です。特に、ドクター対ドクター（D to D）間の分野ですね。高度な専門医が不足するローカル地域において、医療体制を確保する方途の一つとして大変に期待が高まっていると見ています。

鈴木 中山間地域に住む人々にとって、遠隔医療は、非常に重要かつシビアな問題です。実は、本市は、平成の大合併で周辺の市町村と合併し、面積は1558平方キロメートルと伊豆半島よりも大きいわけです。都市部から中山間地域まで抱えていますので、国土縮図型都市と言われています。中山間地域を多く抱えていますと、そういう地域の医療環境をどう確保していくかということが非常に重要な課題になっています。先ほど池野先生がおられた佐久間病院は、浜松医科大学付属病院と専用回線でつなぎまして、佐久間病院で撮ったCTやMRIの画像データを浜松医大の専門医が読影するようなことを今では日常的に行っています。寺田副大臣が説明されたD to Dについても、国として前に進めていく体制を構築していただければ、地方にとっては心強いことだと思います。

寺田 実は、D to Dについては、安全性も担保し、地域の評価も受けな

５Ｇ等の医療分野における活用のユースケース（案）概要

5Gの活用可能性があるパターンを３つのパターンに区分けし、４Ｋ８Ｋの活用可能性があるパターンと併せて、ユースケース（案）を整理。

ユースケースパターン		ユースケース（案）
5Gパターン①	医療機関の外にいる場合で、データ量が大きく、リアルタイムにファイルの送受信が必要な場合	1）訪問診療時の専門医による遠隔診療支援 2）移動診療車・検診車への診断支援 3）救急搬送中の情報共有 4）手術時の術中迅速病理診断 5）病院外にいる熟練専門医による遠隔診断支援及びテレワーク等
5Gパターン②	診療所等に光回線が届いておらず、リアルタイムにファイルの送受信ができない場合	光回線が届いてない地域における診療所への診断支援
5Gパターン③	映像をみて遅延なく遠隔地に指示する場合 ※支援側が医療機関外にいる場合	手術時の遠隔支援（内視鏡手術・顕微鏡手術など）
4K8Kパターン①	映像を見て治療、診断等を行う場合	1）内視鏡手術における4K8Kカメラの適用 2）顕微鏡手術における4K8Kカメラの適用 3）皮膚科遠隔診断における4K8K映像の適用

（出典：総務省「医師対医師の遠隔医療の普及促進に係る調査研究」）

がら、地域保健対策協議会などの場を活用して一定のルールづくりを進めていますが、もうしばらく時間がかかりそうな見込みです。そこで、総務省としましては、遠隔医療を利用するにあたっての技術的課題の検証と、通信ネットワーク基盤の強化に向けて調査・実証も進めています。

池野　例えば、どのような実証になりますか。

寺田　専門医の不足が指摘されている病理科と外科ですね、この二つの診療科目について、「遠隔病理診断」や「遠隔手術支援」の実証を厚生労働省にも参画してもらい行いました。４Ｋ８Ｋも活用した高画質の映像を活用した遠隔手術、また、これに必要となる機材・機器・コンピューティングも含めたネットワーク、ビッグデータ＋ AI ＋ IoT というコンビネーションになりますが、このリサーチについても実施しています。

　また、５Ｇの遠隔医療への活用に向けたユースケースについても整理しています。例えば、４Ｋ８Ｋの精緻な高画質画像を３Ｄ化して内視鏡下手術を行ったり、ローカル５Ｇを活用して、高画質映像を用いて、中核病院とローカルな遠隔地の患者をつないだ診察を行うといったことがユース

ケースとして期待されています。

中山間地域で医療 MaaS プロジェクトの実証実験も

鈴木　本市は、経済産業省の「地域新 MaaS 創出推進事業」において「中山間地域における医療 MaaS プロジェクト」を実施していきます。この事業は、本市の春野地域という中山間地域で往診の患者さんを対象に移動診療車を用いてオンライン診療を実証するものです。また、同時に、診療所の医師や地元のドラッグストアの薬剤師と連携してオンラインの服薬指導を行い、診療所から患者さんの自宅までドローンを使った薬の搬送も行う予定です。

寺田　伺う限りでは、かなり先駆的な事業で、ぜひとも他の地方自治体に対し横展開していただくことを希望します。

池野　私も、ぜひ浜松の中山間地域の発展を心から願っています。寺田副大臣、遠隔医療のもう一つの視点、まさに新型コロナウイルス感染拡大でクローズアップされている医師―患者の状況についても詳しく教えてください。

寺田　前述の通り、医師―患者の遠隔医療については、時限的・特例的措置として初診からの適応が活用されています。ただし、課題も浮き彫りになってきました。一つは、医療行為におけるオンラインの限界という点です。face to face の部分がなく、画像情報を通しての情報であるがために、肌感覚で「患者の体調が良いのかな・悪いのかな」「抗生剤に適するのかな」といった、ギリギリの判断で迷う医師が非常に多いという結果が実際に出てきています。例え、遠隔医療であっても、ひとたび医療行為をしますと、ドクターは、医療法に基づいてその医療行為について責任を持たないといけません。従って、医師の立場から見ますと、医療過誤や医療訴訟のリスクを抱え込んでしまうことになります。実際、諸外国の例をみても、遠隔医療であっても同等の責務を負うという点で、オンライン診療を実施しているドクターは、かなり限られています。そうなると、結果的に遠隔医療を行う特定のドクターに負担が偏ってしまうという問題が出てく

実証実験イメージ

（1）オンライン診療（2）オンライン服薬指導（3）薬剤配送

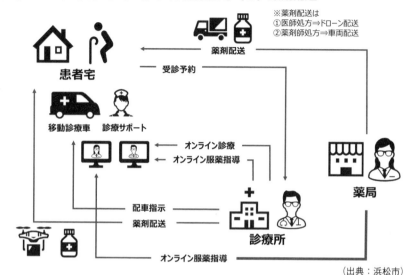

※薬剤配送は
①医師処方⇒ドローン配送
②薬剤師処方⇒車両配送

（出典：浜松市）

るでしょう。

　もう一つは、患者側のITリテラシーの問題です。例えば高齢者がスマートフォンなどの操作に不慣れで遠隔受診を受けたくても受けられない。いわゆる情報格差の問題が露呈されています。こうした課題解決に向けて、総務省でも対応に当たっています。

池野　内田会長は、民間企業のお立場からどのようにお考えでしょうか。

内田　私は、患者さんの基礎データの信頼性を高めることで、結果的に遠隔医療の発展に貢献できると思います。例えば、当社はドイツの医療機関および患者さんに対し糖尿病予防に向けて血糖値のデータだけでなく、日々の運動データなども一元化し、医師と患者さんが共有できる環境を提供しています。このようにある人の診療データだけではなくて、ライフスタイルですとか、運動や食生活など普段の生活習慣全体のデータを蓄積することによって、「どうも遠隔で診療した場合に、この人が本当にその病気なのかどうか分からない」という場合に生活習慣に関するデータを参照

することによって、より正確なものに近づけられるというわけです。

鈴木　遠隔診療については、ある意味、時代の流れであって、「もう後戻りできないのではないかな」と実感しています。超高齢化が加速度的に進む中山間地域などの医療をカバーしていくには、こうしたデジタル技術をフルに活用しなければ、地域の実情としては、かなり厳しいと認識しているからです。

　ただ、新型コロナウイルスによって、人々の生活様式は一変しつつあります。テレワークが浸透し、無理に大都市でなくても生活できることが浮き彫りになりました。むしろ、世界の潮流は、東京やニューヨーク、パリなど人々が密集する大都市ほど、感染リスクが高いという結果が出ています。つまり、ポスト・コロナを見据えると、DX がインフラとして機能している地方都市であれば、十分追い風になるのではないでしょうか。こうした中で「予防・健幸都市」というキーワードが、非常に重要になってく

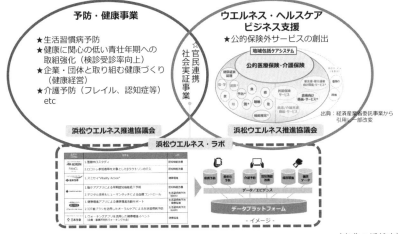

（出典：浜松市）

浜松市が進める官民連携Wプラットフォーム

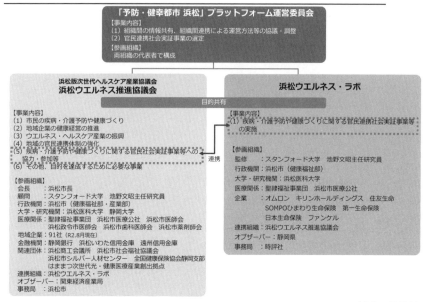

（出典：浜松市）

「予防・健幸都市」浜松の実現を目指す。
「浜松ウエルネスプロジェクト」が始動

池野　今のお話、非常に面白いですね。詳しく教えてください。

鈴木　新型コロナウイルスの感染拡大に伴い、池野先生が提唱される「健康が国の価値を決定付ける大きな要因になる」ということが明らかになりつつあります。私は、このことは都市についても全く同じでそこに住む市民が健康であるかどうかが都市の価値を決めていく重要な要因になると考えています。仮に、現在の新型コロナウイルスが収束したとしても、今後第二波、第三波が襲来する可能性は大いにあり、もっと言うと、今回の新型コロナウイルスが収束した後もパンデミックは数年おきにやってくる可能性さえあります。こうした時代だからこそ、「予防・健幸都市」という考え方がよりクローズアップされてくるのではないでしょうか。

SAP Healthcare Platformの考え方

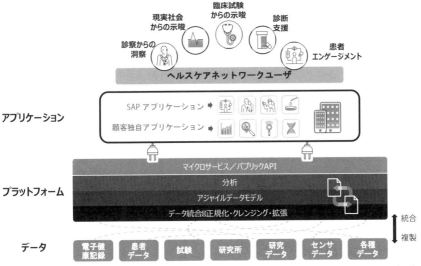

（出典：SAP ジャパン株式会社）

池野 確かに鈴木市長が仰る通りだと思います。鈴木市長、「浜松ウエルネスプロジェクト」の概要を改めて市長から説明いただけますでしょうか。

鈴木 「浜松ウエルネスプロジェクト」では、医師が診療に入る前の段階、いわゆる予防（ウエルネス）の段階をメインターゲットとして、二つの官民連携組織を組織しています。まず、一つが「浜松ウエルネス推進協議会」で、この組織には、地元の医師会、歯科医師会、薬剤師会や聖隷福祉事業団等の医療機関、浜松医科大学や静岡大学、商工会議所をはじめとした関連団体、金融機関、そして地域企業など、現在100を超える企業・団体に参加いただいています。本市としては、こうした新しい枠組みのネットワークで予防や健康づくりに関するさまざまな事業を展開していきます。また、ウエルネス・ヘルスケアに関する新たなビジネスも立ち上げていきたいと考えています。協議会には、ベンチャー企業にも積極的に参加していただいていますので、そうしたヘルスケアベンチャーも含めて、新しい事業の創出も目標に掲げています。

　もう一つの組織が、「浜松ウエルネス・ラボ」で、こちらには、わが国

45

を代表する企業に参加していただいています。具体的には、オムロン、キリン、住友生命、SOMPO ひまわり生命、第一生命、日本生命、ファンケルという大手７社で、ここではデジタル技術などを活用して生活習慣病の予防や認知機能の改善、健康増進などに関わる"浜松発"の社会実証事業を展開していくことになっています。社会実証事業で取得したデータなどは、「浜松ウエルネス・ラボ」内に構築するデータプラットフォームに蓄積していき、参加企業各社のビジネス展開はもちろん、予防・健康づくりに関する本市の施策にも生かしていく方針です。さらに、蓄積したデータの一部は、他の分野とのデータ連携も出来ればと考えています。先ほどお話しました、聖隷福祉事業団と浜松医科大学による健康ビックデータの分析も「浜松ウエルネス・ラボ」内の事業として実施していきます。なお、浜松ウエルネス・ラボは、池野先生にも監修のお立場で加わっていただいています。

内田　われわれも、民の立場からぜひ浜松市のヘルスケア・データプラットフォーム構築をサポートさせていただきたいと思っています。データプラットフォーム構築には、健診データや市が持っているさまざまなデータをウエルネスの基礎情報として整えていくことが大きなポイントになります。多様なデータが集まると、今まで知りえなかったインサイト、知見を得ることができますので、健康福祉に関する行政サービスと、民によるヘルスケア・イノベーションを興せればと考えています。海外保健当局に対する支援として、健康診断データのビッグデータ解析を通じた健康リスク特定の実証実験なども行っています。このようなグローバルで得た知見を浜松市に適用することで、市民の予防・健康づくりに貢献していきたいですね。

鈴木　さまざまな国で実績のある SAP さんに、データプラットフォームを構築していただくことになり、われわれも心強い限りです。

池野　例えば、浜松ウエルネスプロジェクトの場合、聖隷福祉事業団の健診データなど大変貴重なデータもあるわけですが、内田会長、具体的にどのように対応されるお考えでしょうか。

内田 浜松市が有しているさまざまなデータや聖隷福祉事業団の健診データは、事業団はもちろん、市や市民の皆さんにとって大きな資産ですから、匿名化して分析していくなどの工夫が必要です。そこは、ドイツはもちろん世界中で培いました当社のノウハウも注ぎ、DX の力で行政の課題解決をぜひサポートさせていただきたいと考えています。

寺田 私も「浜松ウエルネスプロジェクト」のような素晴らしい取り組みを地域発で行うことに大きな意義があると感じました。地域医療の観点からも、国が進めている地域包括ケアシステムの充実の観点からも、極めて重要なプロジェクトだと思います。

　実は今年度、2020年度の国の予算で社会保障の充実として、消費税財源を活用して地域包括ケアシステム充実のために、約3000億円が地域包括ケアシステムに追加投入されますし、子ども子育て支援にも約6000億円追加投入されることになっています。さらに、さまざまな保険者のデータ充実や、予防医療分野に2000億円が投入されることになっており、国もこの分野には重点的に投資をしています。

　特に、地方自治体の場合、国民健康保険の財政運営権は、都道府県に移ったとはいえ、重要な市民のデータは、ほとんど市に存在しています。呉モデルにおいても、例えばどういう履歴の方が糖尿病になって、どういう服薬履歴で回復したか、あるいは慢性化したかということなどがすべてビッグデータ化されています。このビッグデータは、民間のデータ分析会社によって全部解析されて、「こういう履歴で、こういう症例の人がこういった治療をしたら良くなりましたよ」という成功事例が還元されることになっており、市民の皆さんに大変喜ばれています。もちろん、市民の皆さんも一定の要件を満たせば、自分の履歴を見ることが可能です。

　結局、地方自治体が取り組んでいる以上、市民からの信頼が最も重要で、地方自治体が主体的に取り組むことで、得られたデータは市民に還元されていく。もちろん、医療というのは重要な個人情報ですから、きちんと保護して、市民の信頼を勝ち得ていくことで地方自治体発のプロジェクトは成功するものと確信しています。

官民が手を取り合い、世界に誇れる人間中心のシステムの構築を

池野　「今、われわれは何をしているのか」と問われた時に、われわれはまさしく未来を創っているわけです。日本国民、または市民、一人ひとりが健康で幸せに生きるための仕組みづくり、過去にない未来を創っているので、率直に言って、必ずしも100%、全部のプロジェクトが成功するわけはないと私は見ています。

　そういう意味では、地域ごとにまずは実証的にトライしてみて、良いところは続けてみる。ダメだったら「なぜダメなのか」ということを反省しながら、ちょっと改善しながら前に進む。こうした前向きな施策を全国各地域で実施していけば、「Aという地域ではこれが良かった」「Bという地域ではこれが良かった」ということで、いいとこ取りをして、最終的には日本全国で各地域の成功例を集めて、日本モデルを創っていくことが日本にとって最も重要だと考えています。そういう意味で、地域発のローカライズされた、地域に根差したプログラムを実行してみて、trial and error（試行錯誤）していく。浜松市はまさに今、それをやろうとしているわけですが、それが将来、日本全体の統一化されたシステムにとって最も重要な最初のステップではないかと認識しました。

鈴木　まさに、池野先生からお話がありましたように、これはやはり新しい試みですから、trial and error で試行錯誤の連続だと見ています。実行していく中で、いろいろな成果も生まれてくるでしょう。そうした成果をしっかりと全国に向けて発信したいと思います。恐らく、他の地方自治体でも工夫された取り組みをされていくでしょうから、連携も積極的に実施したいですね。

内田　改めて鈴木市長のお考えに敬意を表したいと思います。鈴木市長の力強いリーダーシップのもと、ぜひリアルタイムビッグデータに基づいた「予防・健幸都市」の構築を全国に向けて実行されることを願っていますし、当社も全面的に協力させていただくことをお約束いたします。

寺田　まさに、ポスト・コロナ時代の中でDXが進展をしてくる中、今

回のテーマのPHRの活用や、遠隔医療にしても、わが国にとって、極めて今後の重要な柱であると思っています。政府としても今後の情報化を踏まえて、5Gの全国展開、これは必ず行っていきます。またその前提となる光ファイバー回線網の全国整備を前倒しで行います。わずか0.1秒の遅延でも実際の手術の現場においては支障をきたしますし、また、ちょっとした画像の乱れも医療の現場では使えませんので、やはり信頼性、医療に使えるだけの基盤をしっかりと築いていきます。これらは、国の責務としてしっかりと取り組んでまいりますので、今後ともご理解をいただきますようこの場を借りてお願い申し上げます。

池野　今回、「ヘルスケア・イノベーション」発刊にあたり「DXによって、日本の予防医療を実現していくために」と題して議論を深めてきました。国が進めるPHRと遠隔医療についてと浜松市が取り組む「浜松ウエルネスプロジェクト」を軸に、さまざまなご意見や施策についての考え方を討論していただきましたが、今回の座談会で改めて私が認識したのは、DX、第4次産業革命による技術はあくまで手段であり、その文明の利器を生かして求めるものは、国民、市民の健康と幸せでなければならないということですね。常にすべての行動・思考の中心に国民・市民がいなければ、どんなに優れた技術が用いられても受け入れられることはないでしょう。その意味で、官民が手を取り合い、世界に誇れる人間中心のシステムを日本から創り出していく気概を、皆さんから伺うことができ、本当に有意義だったと感謝しています。皆さん、どうもありがとうございました。

※編集注　本座談会後、2020年7月に閣議決定された「経済財政運営と改革の基本方針2020」（骨太の方針2020）では、「2022年を目途に、マイナンバーカードを活用して、生まれてから職場等、生涯にわたる健康データを一覧性をもって提供できるよう取り組むとともに、当該データの医療・介護研究等への活用の在り方について検討する」とされた。

（2020年9月現在）

第 3 章

霞が関の取り組み

内閣官房

新型コロナウイルス感染症対策の現状と課題

——新型コロナウイルスの概要について、改めて教えてください。

樽見　新型コロナウイルスは国際的にも非常に早く拡散し、一定程度重症化する人がいて、通常のインフルエンザに比べても重症化率、死亡率ともに高いという特長があります。

　1月16日にわが国で最初の感染者が明らかになって以後、3月までは従来からの感染症法、検疫法などの既存法制で対応してきましたが、今回のように非常に広範に休業要請したり、人の移動に制限をかける措置は感染症法にはありません。2009年に新型インフルエンザが発生した後に新型インフルエンザ等対策特別措置法が整備されましたが、以後発動されることはありませんでした。そのため、従来の法律だけで対処するのではなく、

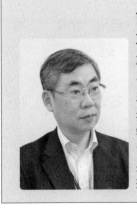

前　内閣官房新型コロナウイルス感染症
対策推進室長
樽見　英樹（たるみ　ひでき）

1959年生まれ、千葉県出身。東京大学法学部卒業後、83年厚生省入省。2011年厚生労働省大臣官房参事官（人事担当）、12年大臣官房人事課長、13年大臣官房年金管理審議官、15年大臣官房審議官（健康、生活衛生担当）、16年大臣官房長、18年保険局長、19年医薬・生活衛生局長、20年3月内閣官房新型コロナウイルス感染症対策推進室長。

新型インフルエンザ等対策特別措置法の枠組みを使うことになった訳です。

――3月13日に法律が改正。同23日、内閣官房に新型コロナウイルス感染症対策推進室が設置され、さらに同26日には総理を本部長とする政府対策本部ができました。以後、4月7日から16日にかけ一部都府県から全都道府県へ緊急事態宣言が発せられ、5月に入って段階的に解除されるまで、全国的な人と人との接触減、自粛の要請、移動の制限が実施されました。

樽見　そもそも感染症は、一人が複数にうつすので、拡大当初はいわゆるネズミ算式に感染者が増えることになります。感染者数が倍に達する期間を倍加期間と呼び、それが2～3日で倍に達すると、オーバーシュートの軌道に乗ることになります。それを避けるために軌道に乗る兆しが見えたところで緊急事態宣言を発出したというわけです。

――初期の頃は、インフルエンザと比較されることも多かったと記憶しています。

樽見　新型コロナがインフルエンザと違う点の特徴として挙げられるのは、一人の感染者が周囲の人間皆にうつすかというと、必ずしもそうではないということがだんだん分かってきました。感染者のうち5人に1人くらいが他の人にうつすのですが、逆に言うと3密などの特定状況下にならない限り、感染した他の4人は他の人にはほぼうつしていないということが分かってきました。そして治ってしまえばその段階でその人についていたウイルスは消滅することになります。そういう点でインフルエンザとは違います。ただ一方で、厄介なのは症状が現れる2日くらい前から他人にうつす無症状感染の特徴が見られることなのです。

接触経路をさかのぼる形でのクラスター対策が、一定の効果を生み出す

――こうした新型コロナの特徴を踏まえ、政府は、接触経路をさかのぼる形で、クラスター対策を行っていましたね。

樽見　その通りです。まさに、この点がわが国の感染症対策の独自性があると言えるでしょう。諸外国では1人の感染者が次に接した濃厚接触者を

洗い出して、対象皆にPCR検査をかけ、陽性者を隔離して言わば地域からウイルスを根絶させるという方法を取ったのに対し日本では、当初は医療物資の不足から多数のPCR検査を行うことができなかったという面もあり、①一人の感染者がどこでうつったのか②感染者が複数の場合は彼らの共通の場所はないだろうかという、経路を過去にさかのぼって感染源を明らかにする方法を採用しました。このように共通の感染場所を特定していく過程で明確化してきたのが、いわゆる「密閉」「密集」「密接」の"3密"の場だったのです。この"3密"を避けるという呼びかけは、感染源として明らかになった、共通の場の特長を抽出したものなのです。

──結果として、このさかのぼりの調査は非常に効果的だったと思います。

樽見　そうですね。"前向きな接触者調査"を採用した欧米では、現在も新規感染者数が衰えていませんが、日本の場合、一度は下降曲線をたどり、欧米のような罰則を伴う強制措置を行うことなく緊急事態宣言の解除に至った日本の方策に対し、世界各国が注目したわけです。

──WHOのテドロス事務局長も、日本では新規感染者が大幅に減少し、死者数も抑えられていることについて「対策が効果的であった」と評価しています。米国フロリダ州保健省では"3 Cs Closed Spaces, Crowded Places, Close-Contact Settings"という、まさしく日本の"3密"と同じ内容のキャッチフレーズを掲げて、これを避けるよう呼び掛けました。このように他国でも、感染源となる場を特定してそれを避けるという方策が徐々に広がりつつあるようです。

樽見　前記のように、新型コロナが、実は他の人に拡散させる特性がそれほど強くない、という性質が分かってきた以上、緊急事態宣言発出当初のように「人と人との接触8割減を目指す」のではなく、もう少し賢い接触縮減の方法があるのではないかと考えられています。つまり、他人にうつさない工夫をすることで、人と会ってもいい、経済活動、文化活動も継続できるということが今後のコロナ対策の重要なポイントになるでしょう。

──一方、緊急事態宣言解除後、7月から再度、東京を中心に感染者数が増えて、1日あたりの新規感染者が300人を超える日もありましたが…。

樽見 春先と比べて状況が異なるのは、いわゆる"接待を伴う飲食店"関係の方々を中心に、若年層の割合が高く、逆に60歳以上の感染者は1割前後にとどまっているということです。若年層は重症化しにくい傾向が分

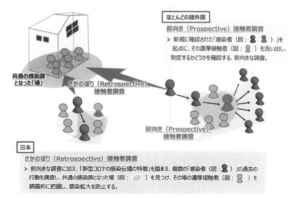

わが国のクラスター対策
「新型コロナウイルス感染症対策の状況分析・提言」（2020年5月29日）より引用（出典：内閣官房新型コロナウイルス感染症対策室）

かってきましたので、これが感染者数は増加していながら医療提供体制への負担を下げている要因になっています。

　実際のところ、4月には医療機関で感染者を受け入れきれず重症者が死亡に直結するリスクが高い、その直前のところまで達しました。しかしこの夏はそうした状況ではありません。これが、緊急事態宣言が発せられない要因でもあります。

──なるほど。

樽見 むろん、感染者数が多いことは事実ですし、感染者が無症状の段階で他県に移動し、そこで発症するケースも起きています。前述のように5人に4人はうつさないで終わっていますから、現地で接触者の管理ができれば感染が大きく広がることなくウイルスも消えていくわけですから、この点は、今後も冷静に捉えていくべきだと思います。逆に、"3密"な状態になることが、感染を広める大きな原因になります。また、のどにウイルスがいるのでカラオケなどで大声を出すことも避けるべきです。こうした"3密""大声"のような場をつくらなければ、それほど大規模に感染が広がることはないと分かってきています。

──すると、今後の政府の対応としては、どのような方向性になるのでしょうか。

樽見　従って、緊急事態宣言下のように飲食店も一斉に営業自粛するのではなく、業種ごとのガイドラインを遵守してもらう、という方向になるでしょう。約150の業種でガイドラインを作っています。業種ごとにそのガイドラインをいかに守ってもらうかが、これからの大事なポイントになります。内容は、利用者や従業員のマスク着用や手先の消毒の徹底、利用者の連絡先の把握、キャッシュレス会計の推進――などです。

新型コロナウイルスに対する今後の課題

――新型コロナ接触確認アプリ（COCOA）など新たな技術も徐々に開発されています。

樽見　まさに、スマホの位置情報によって陽性の方との接触履歴が確認できる新型コロナウイルス接触確認アプリ（COCOA）などが開発され、多くの人に利用されています。こうしたツールを皆が活用していれば、イベントなどで一定の人数が集まっても行動が追尾できることになります。

　また、行政においても新型コロナウイルス感染者等情報把握・監視支援システム（HER-SYS）が構築されています。感染症法に基づき地域で感染者が出ると保健所から厚労省へ報告が送られることになっているのですが、感染拡大初期段階ではFAXでの報告、それによる業務の遅滞がクローズアップされました。それを、特定のフォーマットを基に医療機関で必要な情報を入力すれば直ちに関係者に共有できるようにしたのがHER-SYSです。地方自治体・地域においてより迅速で正確な情報が共有できると期待されています。

――組織面での支障が起きないような体制づくりが望まれます。

樽見　7月には主に疫学の専門家から成る新型コロナウイルス感染症対策専門家会議が改組され、臨床医、病院経営者、経済学者、知事会、経済団体など幅広い分野の有識者も参画した新型コロナウイルス感染症対策分科会が設置されました。より多角的な見地からの検討がなされる体制になっています。

――今後に向けての課題をどのように認識されていますか。

樽見 やはり検査体制のさらなる強化でしょう。春先は感染の懸念がある人全員をPCR検査できる体制がまだ完備されていませんでしたが、7月中旬段階でPCRは1日最大3万件可能な状況まで整備されました。そのため、春先は体温37.5度が4日間続いたら医師に相談という基準を設けていましたが、現在は同体温が検温されたら即、医師への相談を呼び掛けています。

また以前は、濃厚接触者はとにかく家にいるよう要請していましたが、現在はすぐに検査です。今後はさらにハイリスクグループに対し積極的に検査を実施するべく、それを実行できるだけの検査体制の構築が求められます。一方、リスクの低い集団に対してはむやみにPCR検査するのは得策ではありません。PCRはやはり精度の高い判断を下すには限界があり、陽性者でも陰性との結果が出る割合が3割、逆に陰性でも陽性と出る確率が1〜2％あると言われています。やみくもに検査の母数を増やすと誤判定対象者もそれだけ増えるということになりかねません。

——確かにその通りですね。

樽見 二つ目の課題は、保健所支援の強化です。感染者が明らかになると、保健所で当該患者を隔離したり指導したりする、また前述したさかのぼり検査をして感染した場を突き止め、一緒にいた人を探して検査する——こうなると保健所の手が足りなくなります。夏の感染者数増加に伴い、保健所の業務が多忙・煩雑化しており、保健所間同士の職員の派遣や第二保健所設置構想などが議論されるなど、保健所支援はまさに緊急の課題となっています。

——**保健所の強化は、日本医師会の今村副会長も指摘されていました。**

樽見 三つ目の課題として、やはり医療提供体制はしっかり確保しなければなりません。各都道府県にお願いし、患者数が増えた時に対応し得るだけの病床を確保できるのか、その目途をあらかじめ厚労省に連絡しておいてもらっています。これによって各医療機関の病床確保状況を、国も県も確認できることになります。

——**治療薬やワクチンについてはいかがでしょうか。**

樽見　そうですね。四つ目の課題として、治療薬やワクチンの開発を目指します。治療薬に関してはウイルスの増殖を防ぐ米国のレムデシベルを緊急承認しましたが、さらにウイルスが細胞に取り込まれるのを防ぐ薬や炎症を抑える薬など、後続の治療薬候補も出てきていますので、これらに期待しています。またワクチンについては、海外で年末くらいに開発されるのでは、との報道も一部なされています。仮にワクチンができても投与できるのはおそらく数カ月後になると思われますが、厚労省で予算を確保し日本国民全員分を用意するとの方向で調整を進めています。とはいえ、工場で順次製造しますので、どちらにしても国民全員分一気に確保することは難しい、ならばどういう順でワクチンを打つべきかが問題になります。医療提供者の方を優先すべきなのは共通理解が得られると思いますが、次の対象者をどうするか、重要な論点の一つです。インフルエンザ特措法の特定接種という仕組みを使うとすると、医療提供者の次は公務員、その次が基幹インフラや公共交通などに従事するエッセンシャルワーカーの順序になっているのですが、新型コロナでは若年層はあまり重症化しないので、ワクチンを打たないと電気やガス・水道の供給に支障が出る、とは限らないのではないか、逆に高齢者の重症化確率が高いならば高齢者に優先的に接種を行いさらには、高齢者施設の職員も優先すべきではないか、という意見も出ています。

スーパーコンピュータ『富岳』を駆使してさまざまなシミュレーションを行う

——そもそも、2020年は東京五輪・パラリンピックが開催される予定で、それに向けて国全体で盛り上げていくというのが今年の年初のテーマでした。これが、新型コロナによって大きく揺らいだわけですが、このまま途絶したままの状態がいつまで続くのかという懸念も指摘されています。

樽見　ご指摘の通り、国際交流も再開していかねばなりません。現在、日本国籍を有する、あるいは永住権を有する人は別として、それ以外の、レベル3状態にある国からの入国や渡航は認めていません。この枠組みを維

持しながらも、一部ビジネスを対象に、相手国に渡航しても行き先を指定する形、特定の用務に限って人の往来を認めることができないか、という議論が外務省を中心に始まっています。

——そうですか。少し、安心しました。

樽見 さらに、中長期的な課題としまして、各種対策の効果分析、ガイドラインの改善、そしてウィズ・コロナの生活スタイル確立などを科学的に裏付けられないかと考えています。例えば間隔2メートルとされているソーシャルディスタンスの効果が果たしてどれほど正しいのか、より精細な検証が必要です。現在、二次補正予算のうち14億円をかけ、スーパーコンピュータ『富岳』を駆使してさまざまなシミュレーションを行っています。われわれ内閣官房で具体的な予算が付けられるのは異例なのですが、このAIシミュレーションによってマスク装着やアクリル板設置の効果、空気の流れが飛沫にどう影響するのかなど、多様な効果分析が可能です。また、春先に取りまとめられたガイドラインも、感染リスクが変わらないならその範囲内で適宜緩め活動範囲を広げていく方針です。

——こうした積み重ねが、ウィズコロナの生活スタイルを確立していくことになるでしょうね。ぜひ今後も頑張っていただきたいと、心からエールを送りたいと思います。

樽見 感染症危機管理の重要性は長らく指摘されてきましたが、実際にこれほど深刻な対応が迫られたのは初めてのことでしょう。新型コロナウイルスは医療だけでなく社会・経済に大きな影響を与えました。この経験を生かして多くの改善を図ってゆくべきだと考えています。この病気と賢く付き合い、その方策を国民の皆さまと共有していければと思います。

　実際、ウィズ・コロナの生活スタイルという面では、テレワークやウェブ会議など、新型コロナ以降、急速に普及した感があります。効果が実感されたプラスの部分は、今後の生活の中に定着させていくことも考えていきたいですね。

——ありがとうございました。

（2020年9月現在）

総務省

総務省における
医療・健康等分野への ICT の貢献

　わが国では、少子高齢化に伴う、社会保障費の増大、地域における医療資源の偏在・格差という課題が生じています。持続可能な医療の提供体制確保に向け、ICT を活用した遠隔医療の推進、個人の健康情報の活用による、健康増進などの取り組みが重要となっています。

　総務省における医療分野への ICT による貢献策を紹介します。

1）遠隔医療の普及展開

　遠隔医療のうち、オンライン診療については、2018年4月に厚生労働省が「オンライン診療の適切な実施に関する指針」を策定し、地域での利用が始まりました。新型コロナウイルス対策の一環で、時限的・特例的な措

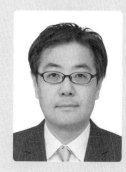

総務省情報流通行政局情報流通振興課
情報流通高度化推進室長

庄司　周平（しょうじ　しゅうへい）

昭和50年3月1日生まれ、島根県出身。東京大学経済学部卒業。平成10年郵政省入省、27年総務省総合通信基盤局電波部電波政策課企画官、29年本田技研工業株式会社（官民交流）、令和元年総務省情報流通行政局郵政行政部企画課企画官、2年7月より情報流通行政局情報流通振興課情報流通高度化推進室長（現職）。

置として、初診からのオンライン診療が解禁され、活用されています。総務省としては、適切なオンライン診療の実施に向けた取り組みを進めると共に、医師対医師間の遠隔医療についても、昨年度から調査・実証に取り組んでいます。

※遠隔医療には、医師がネットワークを介して患者を診療するオンライン診療（Doctor to Patient: D to P）と、医師がネットワークを介して他の医師を支援する医師対医師間（Doctor to Doctor: D to D）の遠隔医療があります。

医師対医師間の遠隔医療については、専門医が不足する地域等で、医療体制を確保する方策の一つとして期待されています。

遠隔医療を利用するに当たっての、技術的課題の検証、5G等の新たな放送・通信技術の活用、情報通信ネットワーク基盤の整備も必要です。

① わが国における遠隔医療（D to D 分野）の現状

総務省では19年度「医師対医師の遠隔医療の普及促進にかかる調査研究」を行い、医師対医師の遠隔医療の実施状況の調査、わが国における遠隔医療の課題とその解決策の検討、5Gや4K8Kの遠隔医療等への活用のユースケース（案）の整理を行いました。また、特に専門医の不足が指摘されている病理と外科の分野において、遠隔病理診断ネットワークを活用した「遠隔病理診断」や、熟練医が手術の支援を行う「遠隔手術支援」についての実証を行いました。

全国の遠隔医療を実施している医療機関等から、遠隔医療のサービス別の実施状況を調査した結果、遠隔コンサルテーション・カンファレンス（専門診療支援）、遠隔放射線画像診断、遠隔教育の順に、運用または準備していることがわかりました。また、サービス対象範囲としては、都道府県単位、複数の二次医療圏をまたぐ圏域、単一の二次医療圏の順に多い状況でした。

遠隔医療サービスの導入目的としては、医師の偏在や医療資源の不足、移動距離や時間等の物理的な距離の解消、救急搬送の時間短縮／不要不急の搬送抑制、数少ない専門医が効率的に働ける環境整備、地域に勤務する

若手医師の教育支援等が挙げられました。

　遠隔医療の普及に向けては地域の医療計画、地域医療構想、医療介護総合確保促進法に基づく都道府県計画などへの位置付けが重要です。今回の調査では、全都道府県の約6割に当たる29都道府県で計画に明記されていました。

②　遠隔医療推進に向けた課題と方策

　遠隔医療の構築に向けてはコストや技術的課題の解消が重要です。調査の結果、遠隔医療サービスの構築費用は、サービス提供側および利用側（医療機関）の他、国や自治体による負担、地域医療介護総合確保基金の活用が見られ、運用経費や主にサービス提供側・利用側により負担されているケースが見られました。

　各地域において、医療従事者の不足、医療資源の地域格差、専門医不足、医療機関へのアクセス、これまでの取り組みの経緯等の地域事情を分析した上で、地域医療を支える手段として、システム整備を行うことが望ましいと考えられます。

　一部の遠隔医療においては、地域医療連携ネットワークとインフラや体制の共有が行われており参考となります。

　総務省では、19年度の調査研究・実証事業の結果などをまとめ、地域の医療機関や自治体が参照できるモデル参考書を策定し、安全かつ地域に有用な遠隔医療の普及に努めていきます。

　技術課題検証のため、19年度は遠隔病理における標本検体をもとに遠隔病理診断の業務効率化実証、遠隔手術支援に関する実証を実施しました。

　病理専門医が少ないわが国では、病理検体の約半数が衛生検査所等の非医療機関で取り扱われています。今回の実証で、依頼元医療機関・衛生検査所・病理医を結ぶ遠隔病理診断ネットワークを形成し、所要時間の短縮および容易な情報交換が図れるシステム構築に向けた検証を行いました。検証により検体検出からレポート作成までの全体の所要時間等の短縮が可能となりました。

　また、遠隔手術支援については、手術映像をリアルタイムで伝送し、専

【実証の全体像】

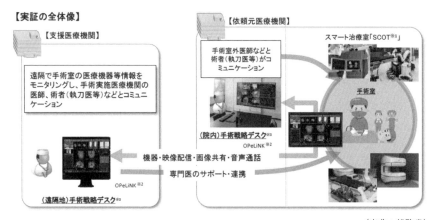

（出典：総務省）

門医が遠隔地から手術支援を行うための、運用フローの整理を行いました。今回の検証により、ネットワークを介して遠隔手術支援を実施する場合には、アプリケーション側で送信時における最大パケットサイズを通信環境に合わせてチューニングする等の考慮が必要であることが明らかになり、導入効果としては、熟練専門医の指導による医療の質の向上、医療資源や医療提供体制の地域差の是正、専門医による高度医療の均てん化、手術映像をナレッジとして蓄積しておくことによる若手・中堅医師への医療教育等があると考えられました。

２）５Ｇの医療・ヘルスケア分野への活用

　2020年春から商用開始がされた５Ｇや技術進歩が著しい４Ｋ８Ｋといった映像技術を用いた遠隔医療の活用可能性を検討し、普及に寄与することが期待されています。

　５Ｇは、超高速・大容量、超低遅延、多数同時接続の特徴を有するモバイルネットワーク環境を実現するものです。

　総務省では、国内外の５Ｇや４Ｋ８Ｋを活用した既存のユースケースの調査や想定される課題の整理等を行い、総務省で17年度から実施した「５Ｇ総合実証実験」の結果等も踏まえ、５Ｇの遠隔医療への活用に向けたユ

ースケースの整理を行い、20年6月には「5G等の医療分野におけるユースケース（案）」として公表しております。

　医療分野において5Gを活用したユースケースとしては、現時点では、主に、リアルタイムでの共有が必要となる情報を、患者宅や診療所、救急車、院外の専門医に共有するケースが考えられ、4K8Kについては、病理や手術分野における顕微鏡映像、内視鏡映像、患部映像などへの活用可能性が高いと考えられます。

　5Gの超高速・大容量の技術的特徴を踏まえた医療分野への応用可能性としては、医療機関外の有線接続が想定されない場所において、5Gを活用することにより、例えば、遠隔コンサルテーションの実施などで支援側の専門医が4G環境では困難であった医用画像等のデータを円滑に受け取り、活用できる可能性も考えられます。

　また多数同時接続の技術的特性を踏まえた活用の可能性としては、今後、医療機関等で使用される医療機器やIoTデバイスの数が増加したり、個人のバイタルデータを取得するモニタリング機器等が普及し、取得した数値や波形データを頻繁に送信し続けるような必要性が出てきた場合などでの活用の広がりも想定されます。

　また、遠隔医療における5Gの活用に向けては、ローカル5Gでの活用も検討されています。ローカル5Gは地域企業や自治体等のさまざまな主体が自らの建物内や敷地内でスポット的に柔軟に構築できる5Gシステムのことです。プライベートな独自ネットワークであるため、接続端末数を限定することができ、セキュリティを確保したネットワークの構築が可能となったり、利用用途に応じて必要となる性能を柔軟に設定することなども可能となります。

　病院などの限られた空間であれば、5Gだけで構築するスタンドアローンのネットワーク整備も可能となり、5Gの「超高速・大容量」「超低遅延」「多数同時接続」の三つの特徴それぞれに対応したサービスが提供されることも想定されます。

　総務省では、20年から始まるローカル5G等の実現に向けた開発実証に

おいて、医師が不足している地域での遠隔医療や病院内での医療従事者の働き方改革に資するユースケースを検証していく予定です。

3）PHR の推進

近年、クラウドやモバイル（スマートフォン）の普及とあいまって、個人の医療・介護・健康データである PHR（Personal Health Record）を本人の同意の下でさまざまなサービスに活用することが可能になってきています。

総務省では、2016年度から18年度まで、日本研究医療開発機構（AMED）の研究開発事業において、①妊娠・出産・子育て支援、②疾病・介護予防、③生活習慣病重症化予防、④医療・介護連携にかかるPHR の新たなサービスモデルの開発等を実施しました。

例えば①妊娠・出産・子育て支援 PHR モデル実証では、自治体保有の乳幼児検診、予防接種に関するデータ、産科医院の妊婦健診に関するデータ、お薬手帳のデータ、妊婦本人のバイタルデータを PHR として収集し、関係者間で共有・活用することにより、母子への効果的な健康支援、迅速な救急医療の実現などの検証を行いました。

また、③生活習慣病重症化予防では、病院等からの診察・検査データ、薬局からの調剤データ、保険者からの検診データ、本人からの自己測定の血圧、血糖などのバイタルデータを PHR データとして共有、活用、また6臨床学会により検討され承認を得た「生活習慣病自己管理項目セット」および「PHR 推奨設定」の各項目の閾値を超えると、本人のスマートフォンに介入アラートが通知されることにより、受診勧奨へつなげるなどの環境実現に向けた検討を行いました。

こちらの、生活習慣病4疾病の「コア項目セット」および「PHR 推奨設定」は、本研究事業の支援のもと検討を重ね、18年10月に一般社団法人日本医療情報学会から公表されました。

19年度は、これらの成果も踏まえて、民間 PHR サービスの普及展開に向けて、必要なルールの在り方等を、厚生労働省の検討会「国民の健康づ

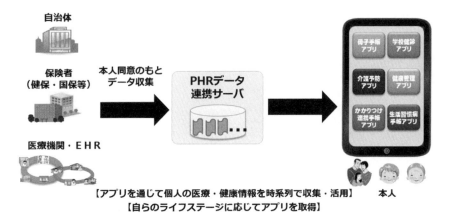

【アプリを通じて個人の医療・健康情報を時系列で収集・活用】
【自らのライフステージに応じてアプリを取得】

（出典：総務省）

くりに向けた PHR の推進に関する検討会」の下の、「民間利活用作業班」
において、厚生労働省・経済産業省とともに検討を進めました。20年度も
引き続き、民間事業者や医療関係者と協力して、情報セキュリティの在り
方、個人情報の取り扱い、情報の相互互換性、適切・安全な PHR サービ
スなどの自主的なルールを策定していくサポートをしていく予定です。

４）医療 ICT 分野の研究開発と海外展開の推進

　総務省では、政府の健康・医療戦略に基づき、８K の高精細映像を活
用した内視鏡システム、遠隔手術等に必要なネットワークの研究、医療や
介護現場で活用できる AI の研究開発など、先端的な ICT の医療分野での
応用に向けた研究開発も行っています。調査研究や研究開発で得られた日
本の優れた医療 ICT については、海外展開も支援しています。

　ICT 国際競争力強化パッケージ支援事業において、わが国のモバイル
やクラウド技術等、先進的な医療・健康分野の取り組みを図り、病気の早
期発見・予防医療を推進に寄与する取り組みを実施しています。実用化例
の一つである「遠隔医療ネットワーク」では、スマートフォンを活用し、
簡便かつ高精度な遠隔医療を実現する実証事業を実施しました。これまで
に、ペルー、チリ、ブラジル、メキシコ、コロンビア、タイにおいて展開

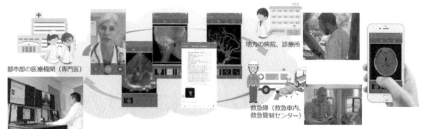

都市部の医療機関（専門医）

地方の病院、診療所

救急隊（救急車内、救急管制センター）

クラウドを活用し、スマートフォンやタブレットで画像を共有しつつ、SNSによりコミュニケーションが可能

遠隔医療ネットワークの海外展開事例

（出典：総務省）

をしています。

　当該事業では、スマートフォンを用いて、医療関係者間で医療用画像を共有し、連絡がとれる SNS 型モバイルクラウドサービスを導入し、院外にあるクラウドを利用することで、サーバーの高額な設置費用や運用費用の負担を軽減することが可能となります。

　実証成果として、ブラジルでの実証事業後、170の医療機関へ導入済み（2020年 6 月時点）となっており、チリでは、サンティアゴ首都圏の公的地域医療ネットワーク 3 圏に採択されています。

　今年度も、ベトナム、マレーシアにおいて展開を進めるとともに、開発を支援した AI を活用した内視鏡技術について、インドでの検証も開始いたします。今後もわが国の先端的な ICT 技術を医療・健康分野へ活用した海外展開を推進していきます。

厚生労働省

医療の質の向上に向けた、
データヘルス改革の意義

■ 新型コロナウイルス感染症への対応

　2020年は、厚生労働省挙げて新型コロナウイルス感染症対策に全力投球しています。

　私が関わりをもった分野でいうと、感染拡大当初から、医療関係・市中を問わずマスクをはじめ防護物資の不足が深刻化し、こうした物資の確保と供給が、当初の大きな課題となりました。また、感染者の治療にあたる医療機関について、まずは病床をどう確保するかからはじまり、次第にコロナ感染者の治療のために一般病床を休止したとか、手術を先送りしたために収益が悪化したという医療機関をどう支えるかという問題も出てきました。4月のデータを見ると、やはり全体で見て例年比1割程度の医療費の減少が見られるようで、特にコロナ感染者を受け入れた病院はさらに大きな収益減を余儀なくされたというデータが出ています。一方でコロナ感染者を受け入れた医療機関だけで地域医療が成り立っているわけではなく、その他の医療機関でも受診控えにより患者数が減少するなどの影響が出ています。厚生労働省はこの間、1次補正、2次補正、あるいは診療報酬上の対応などを通じ、①医療に従事している人々の身を守ること、②経営面も含めて医療機関がしっかりコロナ感染者を受け入れできるようにすること、③地域医療を支えている一般の他の医療機関についても、感染症対策を含めてしっかり支えていくこと、という問題意識のもとに対応に取

り組んできました。

　少し具体的に見ていきましょう。

　例えば重症化した感染者の治療に際しては、感染予防の観点からも相当に手をかけねばならないことから、通常の3倍の診療報酬点数を付けることとしました。

　さらに、コロナ感染者を入院させるために一般病床を休止した際の使わない病床分の補償や、感染者のために確保した病床が埋まらなくてもその空床分の補償を行うといった対策を4月にさかのぼって行うこととしました。他方、コロナ感染者を受け入れていない医療機関については、感染のリスクを感じず安心して受診できる環境をつくるためのさまざまな感染防止策について、交付金で支援することとしました。

　また、医療従事者の方々に対する感謝と苦労をねぎらう観点から、コロナ感染者を受け入れた医療機関の医師、看護師などの方々に1人当たり20万円を、受け入れ外の医療機関についても1人当たり5万円を慰労金として支払うこととしています。

　空床保障、感染予防対策、慰労金のいずれも医療機関の手元に早く届くよう現在執行を急いでいるところです。

前 厚生労働省大臣官房審議官（医療介護連携、データヘルス改革、歯科口腔保健担当）

八神　敦雄（やがみ　あつお）

昭和38年生まれ、神奈川県出身。東京大学法学部卒業。62年厚生省入省、平成24年厚生労働省年金局事業企画課長、25年年金局総務課長、27年大臣官房参事官（人事担当）、28年大臣官房人事課長、29年大臣官房審議官（福祉連携、社会、障害保健福祉、児童福祉担当）、30年大臣官房審議官（社会、援護、人道調査、福祉連携担当）、令和元年7月大臣官房審議官（医療介護連携、データヘルス改革、歯科口腔保健担当）、2年8月より内閣官房健康・医療戦略室次長、内閣府日本医療研究開発機構・医療情報基盤担当室室長。

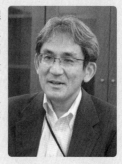

新たな日常にも対応したデータヘルスの集中改革プラン

データヘルス集中改革プランの基本的な考え方

○　3つの仕組みについて、オンライン資格確認等システムやマイナンバー制度等の既存インフラを最大限活用しつつ、令和3年に必要な法制上の対応等を行った上で、令和4年度中に運用開始を目指し、効率的かつ迅速にデータヘルス改革を進め、新たな日常にも対応するデジタル化を通じた強靱な社会保障を構築する。

▶3つのACTIONを今後2年間で集中的に実行

ACTION1：全国で医療情報を確認できる仕組みの拡大

患者や全国の医療機関等で医療情報を確認できる仕組みについて、対象となる情報（薬剤情報に加えて、手術・移植や透析等の情報）を拡大し、令和4年夏を目途に運用開始

ACTION2：電子処方箋の仕組みの構築

重複投薬の回避にも資する電子処方箋の仕組みについて、オンライン資格確認等システムを基盤とする運用に関する要件整理及び関係者間の調整を実施した上で、整理結果に基づく必要な法制上の対応とともに、医療機関等のシステム改修を行い令和4年夏を目途に運用開始

ACTION3：自身の保健医療情報を活用できる仕組みの拡大

ＰＣやスマートフォン等を通じて国民・患者が自身の保健医療情報を閲覧・活用できる仕組みについて、健診・検診データの標準化に速やかに取り組むとともに、対象となる健診等を拡大するため、令和3年に必要な法制上の対応を行い、令和4年度早期から順次拡大し、運用

★上記のほか、医療情報システムの標準化、API活用のための環境整備といったデータヘルス改革の基盤となる取組も着実に実施。
電子カルテの情報等上記以外の医療情報についても、引き続き検討。

（出典：厚生労働省）

　また、コロナ感染症の影響で収入減となり資金繰りに窮する場合に対応し、独立行政法人福祉医療機構（WAM）の政策融資を大幅拡充しました。補正予算において1兆2700億円の貸付枠を確保するとともに、無利子・無担保の貸付枠を大幅に拡大しています。

　また、情報やデータの収集ということに関しては、全国約8000の医療機関を対象に、マスクや防護服等の確保の状況を確認し、不足が懸念される医療機関に物資を優先送付する仕組み（「G-MIS」）や、感染者の発生状況や状態を効率的に把握し、保健所の事務負担の軽減にも資する仕組み（「HER-SYS」）を開発するなどしてきたところです。

■ オンライン診療の時限的拡大

　オンライン診療に関しては、従前から医政局がガイドラインを作成し、これに沿って診療報酬点数を付けてきています。2020年度の診療報酬改定の折にも、オンライン診療の対象疾患を広げることについて検討してお

り、有効であるというエビデンスがある疾患として、頭痛が対象疾患に加えられました。また、従来はオンライン診療に移行する前、6カ月の対面診療を必要としていましたが、これを3カ月に短縮するなど、今回の改定でこれを使いやすくする見直しも行われたところです。

そこへコロナ感染症の拡大が重なり、感染リスクを恐れて医療機関に通院が抑制され、結果的に病状を悪化させてしまう可能性があるのではないか、オンライン診療を拡げていくべきではないか、という声も高まりました。そこで、時限的に、医師の判断によって初診を含めたオンライン診療を可能とすることとしました。オンライン診療を初診から認めることについては慎重な意見もあります。3カ月程度の期間ごとにデータを検証することとし、確認をしながら今後について検討することになります。

7月下旬の段階で、全国1万6000カ所の医療機関がオンライン診療を、そのうち6000カ所が初診からオンライン診療を実施しています。オンライン診療については、患者の声としては、大変便利という声がある一方、今回実施している中で、やはりオンライン診療で出来ることと出来ないことが、より具体的に分かってくると思いますので、検証をしっかり行う必要があります。

データヘルスの集中改革プラン

保健医療データを本人の治療や健康づくりなど1次利用に生かすとともに、創薬や治療技術の進展などの2次利用にも生かすことの重要性は、かねてより指摘されてきました。厚生労働省では、厚生労働大臣を本部長とするデータヘルス改革推進本部を設けています。また2020年3月から保健医療情報の利活用を検討するために有識者、関係団体の方々に検討いただく新たな場を設けて、WEB会議も含めて活発にご議論いただいてきたところです。その成果を踏まえ、6月の経済財政諮問会議において「新たな日常にも対応したデータヘルスの集中改革プラン」を発表しました。これは、22年までの今後2年間で次の三つのアクションを集中的に実施することとしたものです。

①　全国の医療機関等で医療情報を確認できる仕組み

一つ目は、「全国で医療情報を確認できる仕組みの拡大」です。

例えば、災害発生時にいつものかかりつけの医療機関等が被災するなどして診察を受けられなくなり、他の医療機関で診察を受ける場合であっても、自分のそれまでの病歴、治療歴などの医療情報を新たな医療機関等で確認できれば、迅速に適切な医療が受けられ、お薬手帳も紛失し記憶が曖昧でも今までの処方薬がすぐ分かるというわけです。しかし現在は、必ずしも、医療現場で患者の医療情報が共有化されているわけではありません。救急の場合も、患者の治療歴、投薬歴等が確認できれば、より的確な対応が可能となります。

個人の医療情報が医療機関等で確認できる仕組みは、オンライン診療などでも有効に活用できる可能性があります。また、引越した場合や、地方から上京した学生の医療情報を東京の医療機関等でも確認できれば、医療の質の向上、効率化にもつながります。お年寄りが複数の専門外来に通院していても、他の医療機関等における情報が確認できれば、かかりつけの医師がより質の高い治療が行えますし、投薬の重複などを防ぐという点でも有効です。

こうした取り組みを具体的に進めるために、オンライン資格確認等システムを活用することを考えています。21年3月からマイナンバーカードを保険証として使い、加入する医療保険が直ちに確認できるという仕組みがスタートします。これがオンライン資格確認等システムです。このシステムは、全国の医療機関等がつながるシステムなので、これを活用し、医療機関等が診療報酬の請求を行う際に用いるレセプトに記載されている投薬、手術などの患者が受けた治療の情報を確認できるようにするものです。まずは薬剤情報について21年10月から本人同意のもとに医療機関等で確認ができるようにすることとしていますが、それに引き続いて他の医療情報に拡大していこうというもので、これが第1のアクションです。

②　電子処方箋

二つ目は、「電子処方箋の仕組みの構築」です。処方箋のペーパーレス

化を進めるだけではなく、前出のオンライン資格確認の仕組みを活用して、処方情報を集約することにより、医療の質の向上にもつなげようというものです。現在、患者は紙の処方箋をもらってこれを薬局に自分で持っていって薬をもらいますが、新たな電子処方箋の仕組みでは、医療機関は処方の内容を電子データとして入力し、そのデータはオンライン資格確認を基盤としたシステムの上で集積されます。患者が指定した薬局は、そのデータをシステム上から開いて確認し、調剤をする、という仕組みとなります。事前に薬局に連絡しておけば、薬局での待ち時間をなくすといった利便性の向上への応用も考えられます。

　この仕組みでは、紙のやり取りが無くなるということに加えて、処方箋情報をリアルタイムで確認できるようになるという大きなメリットがあります。アクション１で、薬剤情報が確認できる仕組みを説明しましたが、レセプトに記載された情報をベースにしているため、どうしても約１カ月のタイムラグが生じます。診療報酬の請求は当月分の請求を翌月上旬にまとめて審査支払機関に行うからです。従って直近の約１カ月の間に行われた投薬の情報はアクション１の薬剤情報では把握できないのです。一方、直近の処方情報はこの電子処方箋の仕組みでリアルタイムで確認できるようになりますから、１カ月前までの薬剤情報と、電子処方箋の仕組みで集約できる直近の薬剤情報を合わせれば、時系列的にもつながった薬剤歴が出来上がるわけです。複数のお薬手帳を持っていた人もこの薬剤歴でまとめて確認ができるようになるというわけです。医療機関が薬剤を処方するときにも、薬剤歴を確認すれば重複投薬や飲み合わせの悪い薬剤なども処方時にチェックできますし、薬局における服薬指導の質の向上にもつながります。

③　PHR（Personal Health Record）の推進

　アクションの三つ目のPHRですが、これは健康診断の情報などを自身のスマートフォンやPCを使ってマイナポータル上で見ることができるようにするものです。すでに乳幼児健診や予防接種の情報がマイナポータル上で確認できるようになっていますが、現在21年３月に向けて特定健診の

情報を追加すべく、準備を進めているところです。今後、これらに加えて事業主健診や自治体で行うがん検診、歯周疾患検診など各種の健診、さらには学校健診も加えた生涯にわたる健診情報をスマホで手軽に見ることができるようにします。特定健診は40歳以上が対象ですが、事業主健診が加われば40歳未満の若い頃からの健診データもマイナポータルで確認ができることになります。これにより生涯にわたる健康づくり、生活習慣病の予防や重症化予防に役立てることができます。民間のさまざまなアプリと連携も考えられますので、本人のニーズに応じた健康づくりにつなげる、という効果も期待できます。

　以上の三つの取り組みについて、これから2年間で実現することとしていますが、これを発表した6月の経済財政諮問会議の場においても国家プロジェクトとしてしっかり進めるよう期待を込めた意見が寄せられました。7月30日に開催した厚生労働省データヘルス改革推進本部においても、加藤厚生労働大臣から、医療の質の向上のためにしっかり取り組むように指示があったところです。

データヘルス改革の課題

　海外の事例でしばしば先行例として挙げられるのがエストニアやフィンランドです。エストニアはカルテも含めたデータの集約、共有化が進められていると聞きますが、一方、日本の場合、電子カルテはそれぞれの病院で使いやすいように作りこまれていたりするなど、共通のフォーマット化を図るのは容易ではないと承知しています。電子カルテ情報など医療機関等で確認できる情報の拡大は次の重要な課題と考えています。例えば今回のアクション1で取り組む情報の共有化では、検査をしたということはレセプト情報で分かりますが、検査結果自体はレセプト情報からは分かりません。検査の後で投薬が行われていれば検査値に異常があったのだろう、と推測することは可能ですが、検査値を知ろうと思えば別途問い合わせるなりして確認する必要があります。ほかにもカルテに記載されるサマリ情報が欲しいという声も聞きますし、さらには画像も、という意見もありま

す。

　今回のレセプトに記載されているような情報の共有は、患者も明細書で確認できるものであり、かつ様式が全国で標準化されていることから、比較的理解も得やすく、費用対効果も高いものと考えます。

　エストニアやフィンランドのようにカルテ情報まで共有されている国がある一方で、日本でなかなか医療情報の共有が進まないのはなぜか、何が違うのか。有識者の方々はしばしば、国や政府に対する国民の信頼度が高くなければ究極の個人情報である保健医療情報の利活用は難しい、とおっしゃいます。そう聞くと残念ながら日本ではとてもハードルが高そうにも思えます。しかし、有識者の方は同時に、医療情報の利活用による有用性や利便性が、その利活用に対する不安を上回るメリットがある、と国民に実感されるようになれば状況は変わっていくのではないか、ともおっしゃいます。データ利活用で医療の質が向上した、救命に役立った、待ち時間が減った、などなどの実感が得られることが大切ということです。今回取り組むデータヘルス改革が成果を挙げて、データ利活用の意義や有用性が理解されるようになる一歩となることを期待して取り組みます。

　医療情報の利活用を進めていかないと、医療の質の向上、高度化も停滞してしまいます。さらに、今回のコロナ感染症対応においては、医療関係者が獅子粉塵の活躍で医療現場を支え下さっています。しかし、今後2040年に向けて日本の生産年齢人口は減っていき、このままでは将来、状況はますます厳しくなります。必要な医療サービスを賄うためには将来に向けて効率的なサービス提供を考えねばなりません。そのためにAIやロボットに任せられることは任せる、データを利活用して限られた医療資源を有効に活用していく、という仕組みを構築していく必要があります。医療関係者の負担を軽減し、より専門的な力を発揮していただくためにも、データを利活用するインフラ整備は必要不可欠なのです。

※この原稿は2020年7月27日に行われたインタビューをベースにしております。

経済産業省

コロナによって明らかとなった、健康・医療の三つの論点

■ ニューイシュー、アクセラレート、リビジッド

　新型コロナウイルス感染症は、わが国の健康・医療分野に対し、大きく三つの観点において課題を突き付けたと言えるでしょう。

　まず一つ目はニューイシュー、すなわち新しい論点です。具体的には、これまであまり注目されてこなかった、医療物資・サービスのサプライチェーンおよびロジスティクスの重要性に焦点が当たりました。食糧やエネルギー、工業製品の素材・部材等は平素から民間を中心にサプライチェーンやロジスティクスが整備され、また政府においても各分野の所管省庁が備蓄などの危機管理を重ねてきたので、このコロナ禍においても供給にそれほど不安を与えませんでした。では医療についてはどうか。備蓄の概念

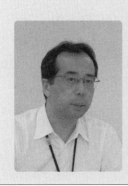

前　経済産業省大臣官房参事官
（情報産業戦略・ヘルスケア産業総括担当）

西川　和見（にしかわ　かずみ）

昭和48年 8 月 8 日生まれ、大阪府出身。東京大学法学部卒業。平成 8 年通産省入省、24年経済産業省経済産業政策局政策企画官、25年ジェトロ・シンガポール産業調査員、28年経済産業省通商政策局通商戦略室長、29年同商務・サービスグループヘルスケア産業課長、令和元年 7 月（併）国際展開推進室長、12月大臣官房参事室（情報産業戦略・ヘルスケア産業総括担当）、令和 2 年 7 月より商務情報政策局情報産業課長（併）環境リサイクル室長。

は確かにあったのですが、今回は想定を超える勢いで医療物資の需要が高まったため、その不足が日本をはじめ世界で大きくフォーカスされました。国によっては一つの医療機器を2人の患者どちらに使用するか選別を余儀なくされたり、現場で対応する医療従事者の感染防止体制が十分行き渡らなかったために多くの従事者が亡くなるという事態になりました。

　二つ目が、アクセラレートされた案件です。従来から重要性は認識されていたものの、時間のかかっていた事案が一気に進んだ、というケースがあります。その典型が、オンライン診療や遠隔健康相談などに代表される、デジタル・ヘルスの分野でしょう。緊急避難的とはいえ、オンライン診療の自由化が進み、医師と患者がデジタルを通じてつながる場面が広がりました。

　むろん、それに伴いこの形態が今後もスタンダードになると捉えてよいのかどうかという新たな論点も生じています。私自身、今回は緊急避難であり、拙速に現状を追認するのではなく、医療制度や社会保障の持続可能性の観点などを踏まえデジタル・ヘルスの在り方を議論すべきだと考えております。ただ、個人の側から見ると、遠隔健康相談など、病院以外の場所で医療専門職の方と対話できるチャネルが広がったのは決して悪いことではないはずです。

　そして三つ目、リビジッドされた案件です。従来からの予防・健康増進の重要性により強く焦点があたりました。世界的に身体の弱い方、持病をお持ちの方などがコロナへの耐性が低い傾向にあることから、日常の健康づくりがますます大切だと認識されています。例えば、産業界では、「健康経営」に取り組んでいる企業の方が、急なリモートワーク、感染症対策を求められた場合にしっかりとした対応が出来ていると言われています。有事に備えるためにも、平時からの予防・健康づくりが重要、と認識されているのではないでしょうか。

医療物資需給のサプライチェーン構築が急務

　では、前記三つの観点について対応状況などを見ていきましょう。

　一つ目の医療資源のサプライチェーンとロジスティクスについては、ローテク部門とハイテク部門に分けて考える必要があります。まずは大量に使用するローテク製品、つまりマスクや手術用手袋、PPE（防護具）などはこれまで、その多くが新興国で生産され、マスクは中国、手術用手袋はマレーシアなど、サプライチェーンが非常に限定された国・地域に集中しています。一方、人工呼吸器や検査キット、ワクチンや治療薬などのハイテク物資は主に OECD 諸国で生産されています。そして、例えば日本では ECMO と呼ばれる人工心肺のほぼ100％を国内で製造する反面、人工呼吸器の供給は 9 割以上を海外に頼っているなど、ハイテク製品一式を自国で賄っている国はほとんどなく、各国間で相互依存している状態です。

　コロナ対応では、当初マスクの輸入が非常に苦しくなり、追って人工呼吸器などのハイテク製品も世界的に逼迫しました。この分野の調達管理は、厚生労働省の所管なのですが、有事対応ということで他の関連省庁もこれに協力し、経産省としては民間と連携して国際調達する一方、マスクから防護服、緊急検査キットなどの国内の緊急増産を図りました。厚労省から不足物資の情報を受けて、従来の医療機器・用具関連事業者に加え、自動車、電気、化学などの非医療産業にも緊急増産をしてもらう支援を行ったのです。具体的には各企業にクリーンルームを提供する、生産マネジメントとの専門家を派遣する、サプライチェーンマネジメントのネットワークを提供する、などです。その結果、異業種が連携した医療物資生産・供給が可能となりました。

　今回の感染拡大第一波は、霞が関で省庁の垣根を超え、また国内的に官民が連携して対応したのですが、これが米国の場合、国防生産法や民事責任・刑事責任を除外する特別の立法があり、緊急時に国が指示をすれば民間企業が責任を問われず生産できる法制度が整備されています。日本でも第二、第三、そして中長期に医療物資をどう供給するか、さらに医療現場では平時とは異なる代替物資の活用方法などさまざまなプランも含めたBCP（事業継続計画）はどうあるべきか、等々について考えていかねばならないと思います。

産業界と連携した医療物資増産等サポート体制について

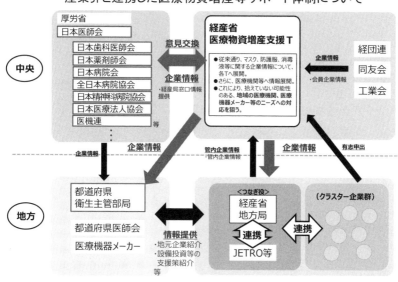

（出典：経済産業省）

食料であれば、どの地域にどのくらいの食料が供給されているかという管理システムが民間事業者を中心に整っているため食料品不足に陥る事態が非常に少ないのですが、医療物資に関しては全国的に需給を把握し、物資が足りない現場に対し他から融通するロジスティクスが相対的に弱かった。そのため現場の医療関係者は苦労をされ、政府も応急措置に追われたのですが、将来に向けてはこの点をしっかり整理していく必要があると思います。この医療物資のサプライチェーン整備というテーマは省庁や官民の垣根を超え、一体として進めていくべき論点だと言えるでしょう。例えば、今回、日本医師会、厚労省、経産省、産業界が連携した「医療物資増産等サポート体制」を構築しましたが、今後の取り組みの参考になると思います。

医師と患者さんが直接つながる「遠隔健康相談」開設

　次いで、アクセラレートされた論点について。今回メディアなどではオンライン診療に焦点が当たりましたが、経産省では３月から予備費を活用

し、無料で医師に相談できるオンラインの遠隔健康相談を開設しました。チャットやテレビ会議などを通じて患者さんと医師が直接つながるという仕組みで、オンライン診療とは異なり、目的を病気の診断・治療ではなく、健康不安・健康相談に焦点を当てています。「オンライン診療」は医療行為にあたりますが、医療情報を提供したり医学的見地に基づく助言やアドバイスを送る「遠隔健康相談」は医療行為に該当しません。しかしもちろん、アドバイスを送るのは各分野の医療の専門家です。

　コロナの影響で病院に行くのも容易ではない、しかし家に閉じこもるとストレスが溜まりさまざまな健康不安が生じる、ネットには雑多な情報が溢れている、では誰に相談し、何を信用すべきなのか、こうした場合の一つの受け皿がこの遠隔健康相談です。従来から制度としては存在していたのですが、提供する事業者の数が少なく、社会的な認知度が低いこともあって普及は今一つでした。それがコロナによって遠隔健康相談へのニーズが高まりを見せ、以前は毎月数百件だった相談件数が、コロナ後は同数千件へ大きく伸びました。また日本だけでなく各国とも同様に急速な伸びを見せています。

　こうした背景のもと経産省としては、民間主導で診療報酬や公的保険制度に頼らず、医療プロフェッショナルと市民が直接つながるような手段を、サービスとして提供していくことを目指し、遠隔健康相談の支援事業を展開しています。個人による相談のほか、企業における産業医のような位置付けを担うなど、形式はさまざまです。中でもメンタルヘルスの関係や、小さいお子さんを抱えた方、妊婦さんなどに積極的に利用してもらえることを期待しています。

　オンライン診療や医療におけるデジタル活用の流れは今春の数カ月間で急速に伸長しましたが、いずれかの段階できちんと評価すべきだし、取捨選択も起きてくるでしょう。多くの医師の方が指摘する「初診は対面で行うのが望ましい」という考え方は基本論としてその通りだと思います。オンラインの利便性を過度に高めることでセルフケアが後退することも良くないと思います。一方、医療と同じく社会保障の重要な柱ながら、対人接

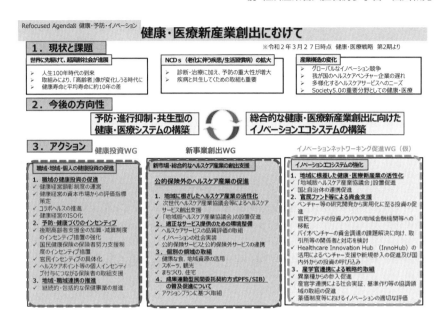

(出典：経済産業省)

触を基本とする介護に関してはオンラインを社会実装している例はほとんどありません。コロナ等によって触れ合いが絶たれると急速に高齢者の衰えが進むため、感染症拡大時にこの課題を乗り越えるべきか、遠隔介護がどこまでカバーできるのか、これは超高齢社会を迎えた日本の大きなチャレンジであり課題だと言えるでしょう。むろん日本だけでなく、世界でも明確な解を見出せた国は無いと思います。

健康産業、ヘルスケア産業全体で新しいソリューションを提供

　三つ目の、リビジッドされた案件について。近年、構築が必要とされてきた予防・進行抑制・共生型の健康医療システムが今回のコロナによって、より一層欠くべからざる仕組みとして焦点が当たるようになりました。正確な評価は事後の分析を待つ必要がありますが、糖尿病など慢性疾患を抱えている方や体力が衰えている高齢者の方がコロナに対し脆弱な傾向にある、との声も多く、やはり予防・健康づくりはしっかり取り組んでいくべきテーマだと思います。

　産業界においては、社員の健康維持増進とともに衛生面での突発的緊急時に対するBCPの重要性がますます認識されるようになったと言えるでしょう。7月現在、国境を越えた人の移動が徐々に解除されていく見通しですが、海外とビジネスをしていない日本企業はほとんどないと言っても過言ではないので、感染症対策がしっかり取れている企業の方が長期的には生産性向上を図れると思われます。2019年段階で大企業は約2300社、中小業企業で約4万社が「健康経営」を実践しております。私たちは毎年秋に実施状況を調査しているのですが、コロナ対応での経験／教訓も踏まえ、「健康経営」調査や顕彰制度をさらに発展させていく必要があると思います。

　予防や健康づくりのための製品・サービスの在り方も発展していくでしょう。従来から公的保険外サービスの枠組みで薬機法など法的規制の対象外ながら、個人の健康増進に貢献するような製品・サービスが民間の自主規制により提供されてきましたが、コロナ禍に対応する形で、それらサービスの形態や方式も変えていかねばなりません。例えばスポーツクラブでしたら内部で感染症対策を徹底するのはもちろん、それに加えてインストラクターによるオンラインの個人指導などを広げていく、等々が考えられます。個別の例にとどまらず健康産業、ヘルスケア産業全体で新しいソリューションを開発／提供していくことになるでしょう。

より幅広い分野での「新連携」を

　以上述べました、医療物資のサプライチェーン、デジタルヘルス、予防・健康づくり等々、いずれにとってもイノベーションによってより効率的に対応していくことが重要です。「新連携」、すなわち、従来とは異なる分野から人々が参画し、新たな連携をつくり、一つの課題に向き合って新しい解決策を考える、というのがイノベーションの鉄則です。この鉄則を今回のコロナ禍に適用すると、医療関係者はこれまで以上にICT関係者と連携し、介護関係者は地域だけでなく世界の高齢者ケア関係者と情報交換する、そういう姿勢が求められます。経産省では2019年7月に従来の枠

組みでは出会うことの無い異分野同士の提携を図るべく、ヘルスケア・イノベーション・ハブを立ち上げました。当初は参加した関係機関数は産業界を中心に50ほどだったのですが、１年の間に医療機関や研究機関を含め140まで増加しています。より幅広い、医療と産業界の連合が期待できるようなハブにしていきたいと考えております。

　さらに経産省では18年から毎年10月に Well Aging Society Summit Asia-Japan を開催しており、今秋も第３回目の開催を予定しています。オンラインでも参加できるという新しい形を提供するので、充実した議論を期待したいですね。

　最後に、地方・地域における今後のコロナ対応について。19年に経産省・厚労省で「未来イノベーションワーキンググループ」を立ち上げ、2040年における地域の健康・医療の課題を解決するための制度的課題や技術的論点の整理に乗り出しました。そこでは今後、都心と地方で医療サービスの需給ギャップに大きな差異が生じると想定されることから、既存の施設型からネットワーク型への転換を提言しています。病院や施設の中で完結するのではなくオンラインも含めて施設の外で患者や高齢者に接するほか、健康づくりはスポーツジム、食事ケアについては地元のレストランなど他業種が相互補完しながら面的に患者・高齢者をケアする態勢づくりです。地元消防団のようにその分野の専門家ではなくても、地域活動の担い手たる住民が患者・高齢者ケアのサポートに当たることも想定しています。これがネットワーク型の姿です。それがこのコロナ禍によって実現がより一層早く求められていると言えるでしょう。

　その実現にあたっては新たなテクノロジーの活用に加え、自治体、医療関係者、民間事業者、自治会などの連携が不可欠です。経済産業省としては、厚生労働省と連携し、研究開発や実証事業の支援をする、国内外のマッチングの場をつくる、ベストプラクティスを共有する、といった役割を果たして行きたいと考えています。

※この原稿は2020年６月29日に行われたインタビューをベースにしております。

国土交通省

住宅の省エネ性能向上が
高齢者の健康を守る

■ 密接な関りがある、「住宅」と「ヘルスケア」

　一般に、「住宅」と「ヘルスケア」とは直接的には結び付かないイメージがあると思われますが、近年の環境対応・省エネ推進の観点から住宅の在り方を捉え直すと、住まいとヘルスケアとは密接な関わりがあると言えるでしょう。ことにわが国の超高齢化が進行する現在、お年寄りを中心に家の中でいかに健康面の安全を維持するか、これは今般の住宅政策の大きなテーマの一つに位置付けられています。

　例えば毎年、夏の盛りには家の中での熱中症が懸念され、メディアでも繰り返し注意を呼び掛けていますが、実態としてはそれ以上に冬の室内での寒暖差、例えば暖かい居間から寒いお風呂場やトイレに移動することによって血圧が急速に変動し循環器や血管系の負担が大きくなるという、いわゆるヒートショックで亡くなる高齢者が非常に多いのです。逆に言うと、住宅内部の温度差をできるだけ少なくすることが、健康面、安全面での確保につながると思います。

　しかし、家の中全部を暖めようとするとエネルギーがかかります。夏の暑さに対する冷房使用は、外気と室内の温度差があまりないので実はそれほど消費しないのですが、それに比べて冬の寒さと室内温度の方が温度差が大きく、そのぶん消費量も大幅にアップします。夏場のエネルギー需要の逼迫が世上よく取り上げられますが、冬の需要増にも着目していただき

たいと思います。日本では産業・運輸部門のエネルギー消費量が減少する中、業務・家庭の民生部門の消費量は依然増加・高止まり傾向にありますので、やはり住宅・建築物の省エネ性能向上には不断の取り組みを進めていかねばなりません。

　特に日本の家屋は伝統的に夏仕様が主流ですので、冬場は暖房を入れても断熱しないとどんどん熱が逃げてしまいます。断熱化を講じて熱効率を高め、省エネしながら家全体を暖める、そういう発想が必要です。また、暖気は上に上がりますので逆に足元は冷たくなりがちです。従って床暖房などで室内を満遍なく暖めることなども重要です。このようにわれわれは、きちんとした断熱、効率の良いエアコンの使用などを呼びかけ、住宅内の健康維持に努めることが重要です。

　とはいえ、高齢者がお住まいの家屋は木造など概して古い場合が多く、バリアフリー化についても同様ですが、後付けで断熱材を木壁の内部に差し込む等のリフォームを図るのは、技術面で耐震化以上に難しいのが実情です。住宅ストック約5000万戸のうち、現行の断熱基準を満たしている住宅は全体の約10％にとどまるのに対し、基準を満たしていないほとんど無断熱状態の住宅は32％に上ります。従って、抜本的な断熱対策としては建て替えが理想的ですが、家全体は困難でも例えば居間から浴室までの動線を断熱化したり浴室暖房を据え付けるなど、可能な範囲で部分的な対応を図ることも大事だと考えています。

国土交通省住宅局 住宅生産課長
石坂　聡（いしざか　さとし）
昭和42年1月28日生まれ、東京都出身。東京大学工学部都市工学科卒業。平成元年建設省入省。兵庫県庁、都市局、道路局、与野市役所（現さいたま市）、厚生労働省で勤務。平成14年から住宅局。29年住宅局安心居住推進課長、30年住宅局住宅総合整備課長、令和元年住宅局市街地建築課長、2年7月より住宅局住宅生産課長。

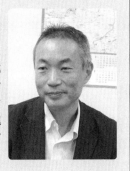

　少なくとも、家の中の寒暖差に気を付けるという意識を持つだけでもヒートショック防止の第一歩になりますので、国土交通省、厚生労働省、関係団体とともに、「省エネ住宅」と「健康」の関係について意識を喚起すべく、啓発活動を展開しています。温暖化対策であると同時に自身の健康・安全にも寄与するものとして、省エネの推進を自身の問題と重ね合わせてもらう契機になれば何よりです。"地球環境に優しく、皆さまのお身体にも優しく"という相乗的な取り組みを進めることが重要だと考えています。2019年5月、建築物省エネ法を改正して新築住宅の省エネを義務化したのですが、戸建てなど小規模住宅に関しては建築士からの省エネ制度についての説明が義務となっています。このような法改正などを背景に省エネの意識付けが浸透し、省エネ住宅の普及が進めば何よりだと思います。また、トップランナー基準の対象も拡大しましたので、より厳しい省エネ基準を満たしていただくことも期待しています。

高齢化対応という新たな役割を担う郊外団地群

　今後の住宅政策において最大の課題の一つは、高齢化が進む中でも単身高齢者の急激な増加であると思われます。わが国の総世帯数は2023年にピークを迎え、あとは漸減していくと推計されますが、そのうち一定の比率を単身高齢者世帯が占めると想定されています。それに対して国としてはこれまで、"サ高住"ことサービス付き高齢者住宅の整備などを進めてきましたが、より面的な視点で捉えますと、例えば首都圏をドーナツ状に取り巻く近郊地域、詳しくは大規模団地における住民の急速な高齢化が進展すると予測され、その対応が大きな課題となっています。

　これら大規模団地は主として公的賃貸住宅を中心に、高度経済成長期に首都圏に流入された方々の住まいとして相次いで整備されたのですが、現在はそうした主要な住民の年齢層が後期高齢者を迎えつつあります。そのためUR（都市機構）などでは団地の建て替えに合わせて生じた余剰地に病院や特別養護老人ホームを誘致したり、空き店舗にデイサービスを設けるなど、高齢化に即した福祉拠点化を進めています。それら拠点ができれ

ば周辺地域の皆さまも利用できるので、高齢化した住民に対する安心を担保することにもなります。すなわち首都圏郊外の団地群は、かつては増加する都市人口の受け皿に、今後は高齢化する住民への各種サービスを提供する拠点へと、新たな役割を担っていくことになるでしょう。

　例えば中央線豊田駅の多摩平団地では、既存の建物をリノベーションして高齢者住宅やシェアハウスを設けたほか、建て替え後に生み出された余剰地に病院、特養ホームなどを誘致したとのことです。一方、地元自治体である東京都日野市では生涯学習や地域交流関係機関と連携して多摩平に日野社会教育センターを設立し、高齢者の生きがい活動の場を設けました。事業者と自治体が連携し、さらには医療や福祉関係者が参画して、住民の需要の変化に応じたまちづくりを図る好事例だと思います。行政がすべてを主導するのではなく、民間を含め関係者の力を借りて協働でまちづくりを考えていく、それによってまちを構成する世代の動態に合わせて柔軟にまちをつくり変える一方、民間事業者の方々にも新たなビジネスチャンスを提供することになります。

　確かに住民の多くが高齢化していることから、団地にはお年寄りしかいないというイメージで捉えられがちですが、賃貸住宅は世帯の入れ替わりが多く一定の比率で若い家庭の更新があり、年齢構成比の分散が見られます。実際に私もいくつか郊外の団地を視察してみると、予想外に子どもが多く、人口構成比ではわりあい各世代の混交が見られるという印象でした。そうなると高齢者施設だけでなく、幼保も含めた全世代型の交流施設もそれなりに整備されており、またハード面だけでなく団地内のイベントや行事なども定期的に催されています。さきほどの多摩平団地でも、高齢者の施設だけでなく、図書館、児童館、保育所、子ども家庭支援センターなども導入されています。もともと団地などは自治会の活動が活発で、世代間交流においても活性化させる意識が高いのだと言えるでしょう。

高齢化の問題が深刻なのは郊外の分譲住宅地

　このように UR 団地、住宅供給公社団地、公営住宅など公的主体が賃貸

を行っている団地については、住宅の建て替えをして余剰地を新たに活用していこうという企画も立てやすく、実現に向けた民間とのコラボレーションも円滑に運びやすいという利点があります。それ故に、大都市郊外に点在する公的賃貸住宅団地の住民層が高齢化しても、対応の方途や改善の可能性が有るという点ではそれほど心配する必要はないと考えられます。

　それに対してより問題が深刻なのは、民間の開発による分譲住宅地です。こちらは集合住宅ではなく戸建てが中心となります。公的住宅と同様、かつて大規模開発されて分譲化された宅地にはほぼ同世代が一斉に入居し、現在やはり高齢化の進展に直面しています。これは団地の高齢化に比べて、まだあまり注目されていないように思われますが、実はこれから大きな課題として顕在化してくると懸念されています。私自身、長年地域の高齢化対策について研究されてきた東京大学高齢社会総合研究機構の辻哲夫特任教授（元・厚生労働事務次官）からも、郊外に数多く点在する分譲戸建住宅地の再生について対策を練るよう要請され、またこの問題をテーマにして勉強会にも参加しているのですが、なかなか妙案が浮かばず思案が続いているのが率直なところです。

　なぜ分譲戸建住宅地の高齢化対策が難しいのか。前述の通り賃貸住宅はその特性上、人の入れ替わり、若い年代層による世帯の更新が期待されます。またオーナーが公的機関故に、各戸単位ではなくまち全体のリノベーションを俯瞰的に計画し、実行することが可能です。それに比べて分譲住宅地は、生涯にわたって生活することを念頭に購入することが多く、居住者の入れ替わりがほとんどありません。開発分譲とともに同世代の居住者が固定化したまま年月を重ねるので、平均的な高齢化率は公的賃貸住宅よりもむしろ高くなります。

　例えば、1971年に入居を開始した埼玉県比企郡にある鳩山ニュータウンは、持家率は約96％（2005年時点）で、東武東上線の駅からバスでアクセスするという典型的な郊外戸建住宅地です。年齢階層の推移を時系列に沿って将来推計すると、まち開きの時に夫婦のみ・子育て世帯で入居すると、20年後ぐらいまでは、年齢階層が親世代と子世代の二つの山が突出し

ます。30～40年を経ると、子世代が独立して世帯分離し、夫婦のみ世帯だけが残るようになり、高齢化が進んでいきます。さらに40～60年経過すると、加齢も進み同時期に亡くなる時期を迎えると、単身高齢者世帯化や世帯滅失が一気に進行するという可能性があります。鳩山ニュータウンはまち開きからほぼ半世紀が経過しました。数年前に現地を訪問させていただきましたが、高齢化は進んでいるものの、そのときは、空き家はほとんど発生しておらず、町並みも、住宅もきれいに管理されていました。鳩山町では、将来の危機に備えて、小学校の跡地への特養ホームを誘致や、交通網の再編、近隣にある大学との連携など地域の再生に取り組み始めていると聞きました。その際、カギとなるのは交通網の整備です。ここには路線の異なるバスが２本通じているのですが、それぞれ別々の駅を発してからまちの反対側で終着しており、ニュータウンを貫通するべき路線が分断されているのが大きなネックとなっています。住民の高齢化が進み通勤需要が落ち込むとバス路線を維持できず、利便性が低下してさらに就業年齢層が入居を敬遠するという悪循環を招いています。まちの再生を図るには、やはり公共交通網の見直し、それも買い物するための店舗への動線を考えた整備が欠かせません。

　しかし、危機感をもって郊外分譲戸建住宅地の再生に取り組もうとしている地域はわずかであり、今まさに、まちの存続危機に直面しています。各世帯がその家のオーナーであることから、住宅地一帯をリノベーションしたり新たな高齢施設を誘致するといった主体が不在であり、まち全体の計画が成り立ちにくいという構造上の問題があります。さらに異なる出身地からこの地に新居を構えた住民が圧倒的に多いので、地元に対する愛着や思い入れが希薄な傾向にあるのも、地域の問題解決に向けた求心力が働かない遠因にもなっています。

　そして何より悩ましいのは、こうした郊外分譲戸建住宅地の数が多すぎることです。鳩山ニュータウン同様、民間が開発した分譲住宅地は東京近郊だけでも大変な数に上り、一つの自治体内に複数の分譲戸建住宅地があると行政が集中して支援するのが困難です。この点、鳩山町内にはこの鳩

山ニュータウン以外の分譲戸建住宅地がないというのが、資源を集中投下できる環境にあります。

　こうした中、19年秋、臨時国会にて地域再生法が改正され、住宅団地再生事業が法律の中で位置付けられました。この制度は、市町村が区域を定めて、多様な主体と連携して住宅団地再生のための総合的・一体的な事業計画を作成することで、多様な建物用途の導入や地域交通の利便性向上、介護サービス等の充実に係る各種行政手続きをワンストップ化し、住宅団地再生の円滑な実現を図るというものです。このような法律の支援を有効活用しながら、各地域で団地の再活性を図ってもらえればと思います。

民間事業者と住民の連携を行政が応援

　以上のような高齢化に抗するまちの再生は、地域活性化、高齢住民の健康維持・管理と密接に関係する大きな問題です。この課題に向き合うためには、行政だけではなく民間事業者、住民それぞれが連携して頑張っていく必要があります。逆に言えば、住民や企業が前向きに取り組む地域を行政が応援するという構図になるでしょう。

　ただ、今般の新型コロナウイルス感染症の影響により、住宅市場が変わっていく可能性もありえます。近年の住まい選びは、「住宅の面積・間取りのゆとり」よりも、「立地・アクセス等の利便性」を重視する傾向が見られ、子育て・教育・仕事・通勤の利便性を念頭に、共働き世帯などが都心のタワーマンションを購入するといった指向が見られました。しかし、コロナ後は、テレワークや在宅勤務環境に応じた住宅プラン・リフォーム（ワークスペース、防音・遮音改修、照明増設、換気・空調設備など）が求められたり、さらには、郊外戸建住宅への回帰、地方移住や二地域居住を指向するということも考えられます。もっとも、こうした動きが一時的なものとして終わるのか、定着していくのかはまだわかりませんが注目していきたいと思います。

　仮に、共働き世代などが、テレワークの進展なども手伝い郊外の住宅地に目を向けるとなると、空き家を比較的手ごろな価格で購入してリフォー

ムするということも住宅取得の選択肢としてクローズアップされるかもしれません。それには、質の高い住宅の供給促進に加え、維持管理・リフォームにより既存住宅の質を向上させること、それらの良質な住宅が市場で流通し、次の世代に継承されていくことが必要となるでしょう。国交省では、今秋から、社会資本整備審議会住宅宅地分科会・建築分科会において、新たに検討の場を設置して、長期優良住宅制度や住宅瑕疵担保履行制度などの今後の方向について議論をいただく予定としています。具体的には、長期優良住宅の認定促進に向けた方策、長期優良住宅制度の認定審査の合理化、住宅性能表示制度との連携強化、既存住宅の流通・リフォームにかかる消費者保護の充実に向けた方策などが検討事項ではないかと考えています。年明けには結論をいただき、これを踏まえて、必要とあらば法律改正も含めて対応を検討する予定です。

　ただし、住宅そのものの性能が良くて長持ちするというだけでは、選んでもらえない可能性があります。近年、台風や集中豪雨、地震による災害などが頻繁にみられるようになり、こうした災害からの安全性も重要な要素となってくると思われます。また、選ばれるためには、まち全体を魅力あるものにしておく必要があります。鉄道会社でも「選ばれる沿線」となるために、まちづくりに乗り出しています。まさに、住民、自治体、民間企業など地域の関係者が一緒になって考えるべき時です。若い世代が増えれば地域もにぎわいを取り戻し高齢者の健康寿命にもプラスに作用すると思われます。冒頭では温熱環境と健康のことについて述べましたが、高齢者が地域で生きがいをもって生活していただくことで、健康維持につながるのではないかと思います。コロナの問題があって、高齢者は外出を控えていることが多いと思われますが、自宅にひきこもることで、かえって足腰が弱ってしまうという「フレイル」の懸念があります。

　住まいとまちづくりは、健康づくりと密接に関係があるのではないかと思います。コロナ後の動向もしっかり見据えて、取り組んでまいりたいと考えています。

第4章

地方自治体の取り組み

静岡県

県民の健康増進と経済基盤の確立を具現化へ

——**本書では、特に予防・健康づくりという面から、健康寿命延伸にスポットを当てていますが、静岡県の健康寿命は長らく全国トップクラスにあると聞いています。**

出野　健康寿命とは、医療や介護のお世話にならずに日常的に自立した生活ができる期間を言いますが、ご指摘の通り、2010年・13年・16年の厚生労働省調査によると、本県の健康寿命は全国2位で、まさにトップクラスにあります。ただ、最近、この順位が下がり気味です。また、健康寿命の長さだけでなく、できる限り健康寿命と平均寿命の差を縮めていくことも望まれます。

　本県の場合、その差は男性で約9年、女性で約12年ありますから、これをできるだけ縮小していくことが、本県保健医療行政の目標とも言えま

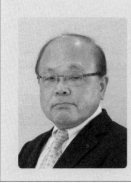

静岡県副知事
出野　勉（いでの　つとむ）

1952年生まれ、静岡県出身。新潟大学人文学部卒業後、75年静岡県入庁し、2004年企画部知事公室長、06年健康福祉部参事（ファルマバレー担当）、07年厚生部理事（ファルマバレー担当）、08年観光局長、10年文化・観光部長、12年知事戦略監兼企画広報部長、13年富士山静岡空港代表取締役社長、18年同社参与、19年焼津市教育委員、20年4月より現職。

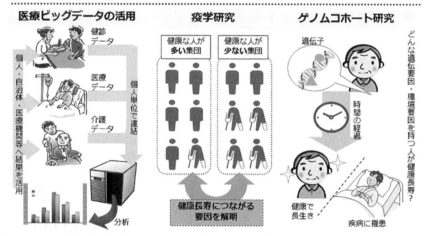

H30から医療ビッグデータの活用、疫学研究、ゲノムコホート研究に着手

静岡県で進められている社会健康医学の研究（2018年度〜）

（出典：静岡県）

す。そこで、健康寿命延伸に資する社会健康医学という領域に着目して、静岡県立大学の理事長でもあったノーベル医学・生理学賞を受賞されている京都大学高等研究院の本庶佑特別教授に座長を務めていただいて、16年から委員会を組織し、18年3月に「社会健康医学研究推進基本計画」をまとめていただきました。

──**基本計画の概要についてご説明ください。**

出野　基本計画では研究の推進と人材の育成に重点を置き、その成果を県民に還元していくことを第一義に考えています。

　研究は、21年4月に「静岡社会健康医学大学院大学」（仮称）を開設する予定で、①医療ビッグデータの活用　②疫学研究　③ゲノムコホートの三つを柱にしていきます。特に医療ビッグデータについては、特定健診のデータを県内の保険者の皆さんから頂戴しており、蓄積もありますから有効に活用したいと思っています。また、人材の育成については、同大学院大学で、保健・医療・福祉領域の高度医療専門職と健康づくりの実務者を養成していく方針です。

特定健診のデータを有効活用し、重症化予防へ

──医療ビッグデータの研究について、詳しく教えてください。

出野　この医療ビッグデータというのは、KDBと呼ばれている国民健康保険、後期高齢者医療保険のデータに加えて、介護保険を組み合わせたものです。約450万件のデータベースをご提供いただき、重複等を除外すると、解析できるデータが約220万件弱になります。全てのデータは、匿名化され、市町の同意をいただいた上で県民や市町の保健医療行政に役立てていくことにしています。例えば、現在は人工透析の導入に対するリスク分析を研究しており、この結果を市町の保健指導に使っていただきたいと考えています。

──詳しく教えてください。

出野　人工透析になる場合のリスクは、通常尿タンパクが出るか出ないかで大きく左右されますが、実は、尿タンパクの出る度合いによってデータを分析すると、尿タンパクが出ない人と比べると尿タンパク3＋以上では14倍ものリスクとしてきちんとデータが出てくることが明らかになっています。ほかにも男性は女性に比べ2倍であるとか、血圧が150以上の人は120未満の人に比べて2倍など、明確なデータが出ています。従って、このデータを活用して市町の保健師に健康指導してもらえれば、重症化予防につながるというわけです。

──なるほど。

出野　さらに健康診断結果から、要介護認定3以上につながる要因、これもビッグデータで解析していまして、例えば、1日1時間以上の歩行や身体活動があるかとか、喫煙習慣があるなどの生活習慣や尿タンパクの測定結果と介護との関係が明確に出てくれば、健康指導に役立てていけると考えています。

──地域の保健師の皆さんとの連携が大きなポイントになりそうです。

出野　ご指摘の通りです。19年度は三島市の職員を対象に研修を行いました。こうしたデータ分析を基に、保健師が自分の地域で保健指導する場合

に「現在、あなたの状態は○○なので、このままでいくと何年先にはこれだけのリスクがありますよ」という将来推計のようなものが示せると、さらにリアルな保健指導ができるようになります。そこで、こうした指導が現場でできるようにオリジナルアプリ「静岡すこやか未来予想」の開発なども進めています。

――オリジナルアプリということは、開発は県独自で進めておられるのでしょうか。

出野　はい。アプリを使って、特定の病気の将来推計のデータが出てくる仕組みですが、それを市町に還元すると、市や町は地域の住民の皆さんのデータは見えるので、個別のデータを当てはめることで、個人の将来予測やリスクといった個別の保健指導に使えるようなデータに還元できるというわけです。

――特定の病気とはどんなものなのでしょうか。

出野　19年度、脳卒中と心筋梗塞のお試し版を、三島市と袋井市の2市で実証実験的に実施しました。20年度は糖尿病や透析など、さらに項目を五つ増やし、実証実験の範囲もさらに増やし6市町で実施していく方針です。

――いずれ、全県での展開を見据えておられるという認識でよいでしょうか。

出野　その通りです。本県では、18年3月に「第8次保健医療計画」を策定し、医療行政を進めています。データをきちんと示して、例えば1年前の数字に比べ「159の数値目標のうち、約47％にあたる75項目で数値が改善しています」と説明することにしています。データをお示しすることで、健康増進が「順調に改善しているな」と判断してもらうわけで、今後、データやエビデンスの活用は必須になっていくと見ています。

来春に予防・健康づくりに向けて大学院大学設置へ。専門人材の育成に乗り出す

――一方、大学院大学設置に向けてはいかがでしょうか。先ほど、保健・

97

公衆衛生の国際基準である
５領域を中心としたカリキュラム構成

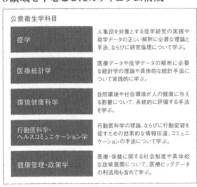

静岡社会健康医学大学院大学（仮称）のカリキュラム
（出典：静岡県）

医療・福祉領域の高度医療専門職と健康づくりの実務者を養成したいとのお話でしたが。

出野　本県の健康づくりを振り返ると、これまで「ふじ33プログラム」（運動・食生活・社会参加の３分野での生活習慣改善の取り組み）など他県に先駆けて、さまざまな健康づくりを実施してきましたが、健康寿命延伸をもう一歩進めていくには、どうしても科学的な分析や医学的な根拠が必要だと実感しています。

　そのためには、科学的アプローチを担える人材を育てていくことが不可欠で、例えば、医療ビッグデータを解析したり、活用できるプロフェッショナルな人材を育成していくことが重要だとの結論に至り、2021年４月に「静岡社会健康医学大学院大学」（仮称）を設置することにしました。

——同大学院大学の概要について教えてください。

出野　まったく新しい形の大学院になります。修業年限は、２年（修士課程）で、入学定員は、１学年10名を予定。取得学位は修士（社会健康医学）なので、当面は20名ということになります。学長には、京都大学名誉教授で現在、静岡県立総合病院リサーチサポートセンター長の宮地良樹氏の就任を予定し、教員については、マンツーマンで指導できる体制を整えますので、学生にとってはより濃密な学修や研究が期待できるでしょう。いずれ、人材が育って、将来的には博士課程を含めてさらに定員を増やしていきたいですね。こうなると、いわゆる病気の治療とともに、予防医学的な分野がもっと広がってくると見ています。

——先ほど、現場の保健師の方が、データを解析し、将来の予測などを指

導するとの説明でしたが、こうした**実務者の人たちも意欲があれば学べる**ということでしょうか。

出野　そうですね。地域の医療・介護などの現場において、リーダーとして活躍し、健康寿命の延伸に寄与したいという意欲のある方を育成していくことが、同大学院設立の目的でもあります。医学はもとより自然科学や情報学、人文社会科学までを含む社会健康医学を学ぶ同大学院では、医師、歯科医師、看護師、薬剤師、保健師などの医療や保健、福祉の専門職はもちろんのこと、あらゆる分野の出身者を歓迎したいですね。

ファルマバレープロジェクトを軸に、全国一の医薬品・医療機器産業に成長

——一方、貴県では、県東部を中心に医薬品・医療機器産業を中心とした「ファルマバレープロジェクト」が進められ、医薬品（6721億円）・医療機器（3587億円・数字はいずれも2018年）生産金額はともに全国トップで、大きな成果を上げておられると聞いています。

出野　現在、県東部を中心に、医療健康産業が多数集積し、おかげさまで、医薬品・医療機器合計生産金額は9年連続全国1位になり、県を代表する産業に育ちました。これは、「県民の健康増進・疾病克服」と「県民の経済基盤の確立」を両輪として、約20年間にわたり「ファルマバレープ

ロジェクト」施策を進めてきた成果でもあると言えるでしょう。

——同プロジェクトはどういう内容なのでしょうか。

出野　同プロジェクトは、02年に県東部に位置する長泉町に静岡がんセンターが設置され、山口

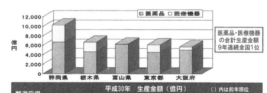

都道府県	平成30年　生産金額（億円）					（ ）内は前年順位
	順位	合計	順位	医薬品	順位	医療機器
全　国	－	88,575	－	69,077	－	19,498
静岡県	1(1)	10,308 全国比:11.6%	1(1)	6,721 全国比:9.7%	1(1)	3,587 全国比:18.4%
栃木県	2(6)	6,674	4(7)	4,674	2(2)	2,001
富山県	3(2)	6,277	2(2)	6,246	41(41)	31
東京都	4(4)	6,131	5(4)	4,556	3(3)	1,575
大阪府	5(5)	5,719	3(3)	5,069	9(11)	651

※四捨五入のため合計値が合わない。　（厚生労働省 平成30年薬事工業生産動態統計年報）

都道府県別医薬品・医療機器合計生産金額

（出典：静岡県）

建総長の発案で、「患者さんのために何ができるか」という発想から「患者・家族の視点に立ち、叡智を育み結集し、共に病と闘い、支えあい、健康社会の実現に貢献することを宣言します」というファルマバレー宣言が出されたことが起点になっています。いわゆるベッドサイドからのニーズをどう実現するか、どう製品化に結びつけるかの理念のもと、03年にプロジェクトの中核支援機関であるファルマバレーセンターを開設しました。この静岡がんセンターとファルマバレーセンターが、それぞれ相乗効果をもたらして、プラットフォーム的な役割を果たしたわけです。

——プラットフォーム的な役割の二つの組織について詳しく説明してください。

出野　静岡がんセンターは、02年の開院以来、本県がん対策の中核を担っており、全国トップ３の診療実績を上げるなど、わが国を代表する高度がん専門病院として、世界水準のがん医療の提供に努めています。中でも、がんゲノム医療においては、14年から「プロジェクト HOPE（High-tech Omics-based Patient Evaluation）」に取り組んでおり、これまで静岡がんセンターで手術を受けた皆さんに了解いただいて、現在6000件以上の遺伝情報が登録されています。これは、国内に類のない日本人のがんゲノムデータと言え、ゲノム解析にとどまらず、RNA やタンパク質などを含めた総合的な解析を行っています。この取り組みにより、ゲノム医療の進展を図るほか、分子標的薬、バイオマーカー、診断薬などの開発を目指しています。

　一方、ファルマバレーセンターは、医療現場のニーズと地域企業の技術シーズとを結び付け、製品化を支援するプラットフォームで、専門のコーディネーターを配置して、地域企業の研究開発から事業化、販路開拓まで、一貫して伴走支援する役割を果たしています。

——この二つのセンターがプラットフォーム化することによって、産学官金の連携が出来上がったというわけですね。

出野　具体的に「産」は、商工会議所や商工会、「学」は三島市にある国立遺伝学研究所、沼津工業高等専門学校、慶應義塾大学、早稲田大学、東

静岡がんセンター・ファルマバレーセンターを
中核とする産学官金の連携

基本理念

「世界一の健康長寿県の形成」
「健康増進・疾病克服」と「県民の経済基盤の確立」を
両輪として施策を推進

基本方針

戦略1　ベッドサイドのニーズに応える"ものづくり"
戦略2　医療と産業を担う"ひとづくり"
戦略3　健康サービスが充実し高次都市機能が
　　　　集積した"まちづくり"
戦略4　世界展開の推進

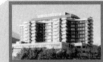

シーズ・ニーズ提供

臨床現場へのフィードバック
共同研究

静岡がんセンター

ファルマバレーセンター
（医療健康産業研究開発センター）

医療城下町

産

商工会議所・商工会

国立遺伝学研究所・沼津工業高等専門学校、
慶應義塾大学・早稲田大学・東京工業大学・
東京農工大学・大阪大学

学

プロジェクト推進・支援機関
ふじのくに医療城下町推進機構・
静岡県庁

官

県・市町

金

銀行・信用金庫・
政府系金融機関

ファルマバレープロジェクトの推進フレーム

（出典：静岡県）

京工業大学、東京農工大学、大阪大学、「官」は県や市町、「金」は銀行や
信用金庫、政府系金融機関などが連携し、プロジェクトを推進していま
す。17年にはプロジェクトをさらに発展させるため、（公財）静岡県産業振
興財団内にあったファルマバレーセンターを独立させ、「（一財）ふじのく
に医療城下町推進機構（19年4月に公益法人化）」を設立し、ファルマバ
レープロジェクト第3次戦略計画に掲げる四つの戦略（①ベッドサイドの
ニーズに応える"ものづくり"、②医療と産業を担う"ひとづくり"、③健
康サービスが充実し高次都市機能が集積した"まちづくり"、④世界展開
の推進）を推進しています。

——新たに医療機器産業に参入した異業種企業も多いと聞きます。

出野　ファルマバレーセンターの支援により新規に医療機器産業に参入し
た企業数は実に47社、新たに生まれた製品は129件に上ります。新製品の
中には、人工関節インプラント、看護師用ハンドクリーム、インフルエン

ザ検査キットなど高く評価されているものが多数あります。

──創薬にも相当注力されていると聞いています。

出野　医療を産業として考えた場合、本県の医薬品生産金額は6000億円を超え、さらなる新薬の開発は、県民経済基盤の確立に向けて非常に重要となります。プロジェクトでは、県立大学薬学部を拠点に創薬探索センターを整備するとともに、さまざまな化合物を集めて、約12万種を超える化合物ライブラリーを構築し、本県発の医薬品の創生を目指して、確実に成果を積み重ねてきました。今回新型コロナウイルスが猛威を振るう中、国産の治療薬の開発に向けて国にもご留意いただければ、必ず良い結果が生まれると期待しています。

「医療・健康」を起点に、「医療城下町」を核にしたまちづくりへ

──しかし、これだけ医薬品・医療機器産業が貴県の主要産業の一翼を担うことになると、今後の戦略が非常に注目されると思いますが、どのようなビジョンを描いておられますか。

出野　一つの方向性としては、医薬品・医療機器産業を中心にしたまちづくりを考えています。

　2016年に、静岡がんセンターの隣接地、旧県立長泉高等学校跡地を改修し、新たに医療健康分野への参入と製品開発を加速させる戦略施設である「静岡県医療健康産業研究開発センター」を整備しました。ここに、「リーディングパートナーゾーン」、「地域企業開発生産ゾーン」、「プロジェクト支援・研究ゾーン」を整備し、民間企業が入居して生産活動や研究開発を行っています。静岡がんセンターから医療現場のニーズの提供を受け、共同研究を進めるとともに、特許事務所や薬事コンサルタントにも入居してもらうことで、地域企業への支援体制の強化を進めています。

　このように、静岡がんセンターおよび静岡県医療健康産業研究開発センターを中核として医療健康産業が集積する「医療城下町」の形成を推進しています。

──県民の健康増進と経済基盤の確立ということが本当にかたちになりつ

つありますね。

出野　まさしく「健康」は本県の価値だと確信しています。例えば、三島市や長泉町は、伊豆半島の付け根に位置していますので、伊豆の温泉を基に、「かかりつけ医」ならぬ「かかりつけ湯」の検討もしました。特に、がん患者は回復に時間がかかるので、温泉に浸かり療養してもらうというコンセプトです。約40の温泉旅館と連携をしまして、食事や入浴療法など、地域の観光業の付加価値になればと思っています。

　また、人生100年時代を迎えているわが国において、超高齢社会の課題解決に向けた「健康長寿・自立支援プロジェクト」を18年度にスタートさせました。これまでファルマバレーセンターが培った製品開発支援のノウハウやネットワーク、また静岡がんセンターによる豊富な看護・介護の知識、経験を最大限に活用し、介護・福祉現場の多様なニーズを地域企業に結び付けることで、高齢者の自立に向けた製品を開発しています。さらに20年度末には高齢者にとって理想の住環境モデルを静岡県医療健康産業研究開発センター内に整備することで、ヘルスケアや住宅産業領域からの新たな企業参入を目指していきます。

――まさに「健康」を起点に産業化を進める貴県のたくましさを見た思いがします。

出野　本県としましては、ぜひ「健康」をベースに連携の道も探っていきたいと考えています。実は、隣県の山梨県では医療機器産業の集積を目指し「メディカル・デバイス・コリドー推進計画」を進めており、昨年末、本県の川勝平太知事と山梨県の長崎幸太郎知事が医療健康産業政策に関する連携協定を結びました。同県は精密機器が盛んな地域でもありますし、医療機器との親和性も非常に高く、本県企業のものづくり力と山梨県企業が有する精密機械関連技術によって新たな価値が創造されるなど良い話になるのではと大いに期待しているところです。

――ありがとうございました。

長野県

長野県の "健康長寿県" に向けた アプローチ

保健補導員と食生活改善推進員の活動が、大きく貢献

——長野県は、男女ともに平均寿命で全国トップクラスを誇る長寿県として知られています。今回は「健康・医療」というテーマで、主に健康政策、産業政策に焦点を当ててお話を伺いたいと思います。まずは、貴県のあらましについてご紹介をお願いします。

阿部　長野県は、日本の中心に位置し、東京や名古屋などの大都市からも200キロメートル圏内にあります。また、豊かな自然を有しており、県内には「森林セラピー基地」「セラピーロード」の認定を受けた場所が10箇所あり全国第1位、自然公園の面積も第3位です。

　冷涼で昼夜の寒暖差が大きい気候であることから、多彩な農産物に恵ま

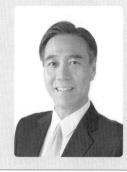

長野県知事
阿部　守一（あべ　しゅいち）

1960年12月生まれ。東京大学法学部卒業。84年自治省入省、2001年1月長野県企画局長、10月長野県副知事、04年総務省過疎対策室長、07年横浜市副市長、09年内閣府行政刷新会議事務局次長、10年9月より長野県知事（現在3期目）。

れ、個性豊かな歴史文化と相まって、酒や発酵食品などの風土食も育まれてきました。このような魅力あふれる長野県は、「移住したい都道府県ランキング[3]」において14年連続で１位を獲得しています。

——多くの方々が長野県への移住を希望するのは、長野県が「健康長寿県」としてのイメージがあることも一つの理由ではないでしょうか。

阿部　長野県民の平均寿命は、2015年では男性が81.75歳で全国第２位、女性が87.67歳で全国第１位[4]となっているほか、後期高齢者の医療費が全国で８番目に少ない（17年度）[5]など、まさに「健康長寿県」であります。

——1965年頃の平均寿命は、男性が68.45歳で全国第９位、女性が72.81歳で全国第26位[6]と、それほど高い水準ではありませんでした。

阿部　当時、長野県は脳卒中の死亡率がワースト１位[7]でした。その要因には、全国と比較して塩分摂取量が多かったから、と言われています。長野県は冬の寒さが厳しいことから、食料の長期保存が必要でしたので、塩分濃度を高くして食料を長期保存する「保存食」が広く普及していました。今でも、自宅で漬けた漬物をお茶請けとしてお客さまに提供するといった風習があります。そのため、脳卒中の予防に向け、その発症の大きな原因である高血圧の改善が必要でした。

——当時から平均寿命が13、14歳も伸びています。具体的にはどのような改善活動に取り組まれたのでしょうか。

阿部　今日の「健康長寿県」ブランドの形成に至るまでには、保健補導員と食生活改善推進員の皆さまの活動が、大きな役割を果たしていただいたと思っています。保健補導員は地域住民によって構成される自主的な組織であって、任期中は保健師とともに地域の保健活動を推進する役割を担

1　特定非営利活動法人森林セラピーソサエティ調べ（2019年）
2　環境省調べ（2019年３月31日現在）
3　「田舎暮らしの本」（2020年２月号）（株式会社宝島社、2020年１月４日発行）
4　都道府県別生命表（厚生労働省）
5　後期高齢者医療事業状況報告（厚生労働省）
6　都道府県別生命表（厚生労働省）
7　都道府県別年齢調整死亡率（厚生労働省）

い、自治体と住民との橋渡しを行っていただいています。

　住民自らが簡易電子血圧計で測定する「草の根検診」や、冬期室温低下を改善する「一部屋暖房運動」[8]の普及のほか、講習会などにおいて食品に含まれる塩分測定を行い、住民に塩分について関心を持ってもらうような活動を行っていただきました。

　また、保健所や市町村が開催する健康教室などを修了した人で構成される食生活改善推進員は、保健所・市町村・県栄養士会などと連携し、自らが健康について学習するとともに、実践して、近隣の住民へ健康づくりを普及する活動を行っていただいています。いわゆる「県民減塩運動」といった活動の中では、減塩料理の普及や、高血圧予防教室の開催、家庭訪問による漬物や味噌汁の塩分濃度の測定といった取り組みを進めていただきました。

　こういった住民参加型の活動が各地域で行われてきたことが、脳卒中に限らず、さまざまな健康問題に対する予防知識・意識の浸透につながり、予防行動の実践に大きな成果をもたらしたものと思います。

――地域の皆さまによる保健活動により、平均寿命が延びたのですね。その他の要因はありますか。

阿部　先程、長野県は豊富な農産物に恵まれているという話をしましたが、野菜を摂取する量は全国１位[9]で、いろいろな食品をバランスよく食べる食習慣も根付いています。また、本県は高齢者の就業率が全国トップ[10]で、ボランティア活動にも積極的ですし、生きがいをもって生き生きと生活している方々が多いです。このような要因も相まって、全国トップクラスの平均寿命といった数字にも表れてきたものと思います。

8　脳卒中のリスクを下げるため、冬期は一部屋に家族が集まって暖房を効かせて就寝することを勧める運動
9　平成28年国民健康・栄養調査（厚生労働省）
10　平成27年国勢調査（総務省）

■ 健康づくり県民運動「信州 ACE プロジェクト」

——「健康長寿県」というブランドは、地域文化と県民の活動によって形成されたということですね。長野県の財産とも言えると思います。

阿部　はい。これまでに述べたような活動の積み重ねが今日の健康長寿に結実しているものと認識していますので、今後も継承し、そして、発展させていく必要があると考えています。

　その一方、脳卒中の死亡率は全国と比較して、まだ高い水準にあります。脳卒中をはじめとした、生活習慣病の予防は喫緊の課題となっており、食生活や運動など、生活習慣の改善に取り組むことが重要です。

　こうした状況を踏まえ、本県では2014年に健康づくり県民運動「信州ACE（エース）プロジェクト」をスタートしました。

——「信州 ACE プロジェクト」とは、どのようなプロジェクトでしょうか。

阿部　このプロジェクトは、県民一人ひとりの健康をさらに増進するため、長野県の課題である脳卒中などの予防に向けた生活習慣の改善に取り組む運動を展開するものです。

　「ACE」とは、生活習慣病予防の重点項目である「Action（体を動かす）」「Check（健診を受ける）」「Eat（健康に食べる）」の頭文字を用い、世界で一番（ACE）の健康長寿を目指

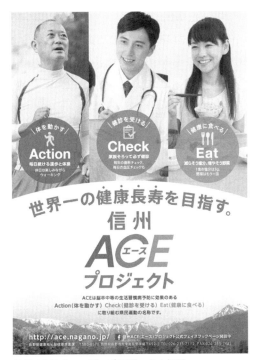

信州 ACE（エース）プロジェクト概要

す想いを込めた名称です。

**――世界一の健康長寿を目指すプロジェクトとのことですが、具体的には
どのようなことに取り組まれているのでしょうか。**

阿部　具体的には、「Action」の一つの事例として、19年に「働き盛り世
代の"健康づくりチャレンジ大作戦"グランプリ2019」を実施しました。
県内企業などの事業者による、事業所ごとに参加者の平均歩数を競うウォ
ーキング（ウォーキング大賞）、体重改善に挑む食生活改善（サキベジ大
賞）に取り組み、198事業所、1433チーム、4299名が参加する一大イベン
トとなりました。

　長野県では、特に働き盛り世代の脳血管疾患による死亡率が高く、健康
課題となっています。そこで、このような民間企業などを対象にした取り
組みを通じて、社内の仲間同士でのコミュニケーションの活性化ととも
に、働き盛り世代の運動習慣の定着と食生活の改善を図っています。

**――「信州 ACE プロジェクト」では、民間企業とも協働して、健康増進
に向けた活動をされているのですね。**

阿部　もう一つ事例をお話ししますと、「Action」では、信州の自然を満
喫できるウォーキングを推進し、さらには、通常より運動効果が高いポー
ルを使ったウォーキング"ポール de アクティブウォーキング"を推奨す
る活動をしています。

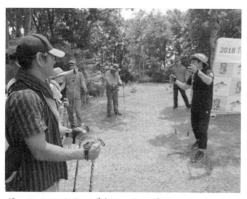

　そのウォーキング用の「ポ
ール」については、なんと全
国でも県内の３社でしか製造
されていません。つまり、
「ポール de アクティブウォ
ーキング」を推奨すること
により、そうした３社の活動も
活性化し、ひいては県内のも
のづくり産業の振興も図るこ
とができます。

ポール de アクティブウォーキング

——長野県は、精密な加工技術が集積しているなど、ものづくり産業が集積している印象があります。

阿部　長野県は、超精密加工や電子部品など、優れたコア技術を有する企業が集積をなす、全国有数のものづくり産業県です。

　そのため、長野県では、製造業のさらなる発展を目指して、2018年3月に「長野県ものづくり産業振興戦略プラン」を策定し、今後成長が期待される「健康・医療」「環境・エネルギー」「次世代交通」の産業分野への支援策に注力しています。

「長野県医療機器産業振興ビジョン」を策定

——ポール de アクティブウォーキングの例のように、健康長寿県というメリットを生かして、県内企業の産業振興を進めることも重要な視点と思います。ヘルスケア・医療分野の産業振興に関して、貴県の取り組みをお聞かせください。

阿部　長野県には、独自の超精密技術などを活用し、高い市場シェアを獲得している企業が多くあります。例えば、㈱ミクロ発條（諏訪市）はボールペンの先端ボールを支持する「極微細バネ」を製造しており、世界シェア50％を占めるトップランナーです。

　このような超精密加工技術は、高精度が求められる医療機器分野との親和性が高いと考えています。㈱ミクロ発條の極微細バネも、治療器具"カテーテル"類などに採用されています。

　現在、日本の医療機器の輸出額は世界第10位[11]という水準です。県内産業

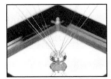

㈱小松精機工作所（諏訪市）
✓ オリフィスプレートの斜め孔加工（プレス加工）
✓ 燃料噴射装置に利用され、微粒化燃料を噴霧する重要な役目を担い、自動車の燃費削減に大きく貢献
✓ 世界シェア30％

出典：㈱小松精機工作所HP

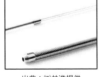

㈱共進（諏訪市）
✓ 部品同士を加圧変形により接合する「カシメ接合方法」
✓ 切断部を最小限に抑え、加工時間・材料コストの低減に貢献（写真は内視鏡処置具の部品接合例）

出典：㈱共進提供

長野県内企業が保有する独自技術の例

11　地域・分析レポート「拡大する世界の医療機器貿易」（独立行政法人日本貿易振興機構、2017年10月）

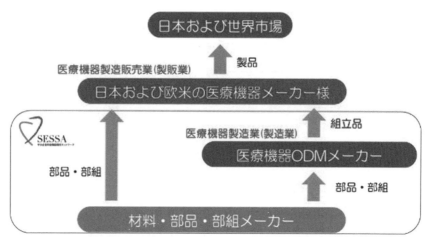

SESSA中小企業医療機器開発ネットワークのビジネスモデル

がグローバル市場を獲得するとともに、世界の医療に貢献していくために
も、米国やドイツのように、研究開発型の企業集積（クラスター）を形成
していくことが必要と考えます。

　例えば、諏訪地域には「SESSA中小企業医療機器開発ネットワーク」
という企業グループがあります。SESSAでは、8社が連携して国内外の
大手医療機器メーカーに対し、医療機器の部品や組立品を供給するビジネ
スモデルを構築しました。

　具体的には、SESSAでは各企業の得意な技術を組み合わせ、内視鏡用
の処置具である世界最細径の呼吸器内視鏡生検鉗子などを次々と試作し、
着実な成果につなげています。

　長野県では、こうした取り組みを県内各地に創出すべく、2019年3月に
「長野県医療機器産業振興ビジョン」を策定しました。

──「長野県医療機器産業振興ビジョン」とは、どのようなビジョンでしょうか。

阿部　本ビジョンでは、「世界の医療機器産業の発展に貢献する長野県」を
テーマに各支援策を講じることとしており、言わば、医療機器分野での

"シリコンバレー"を目指したいと考えています。

　このビジョンの実現のため、大別して次の4点に取り組みます。

①　ニッチトップ型の開発型中小企業の創出・成長を促進

②　優れた技術を束ね大手メーカーへ提案

③　医療系ベンチャーの創出・成長を促進

④　開発支援拠点の形成やベンチャーキャピタルの設立など

——具体的には、例えばどのような施策を行うのでしょうか。

阿部　医療機器産業分野においては、技術開発から製品化・販売まで、息の長い取り組みが求められます。

　そのため、長野県では、一貫した支援体制として「信州医療機器事業化開発センター」を19年4月に(公財)長野県テクノ財団および国立大学法人信州大学との連携により設置しました。

　スタンフォード大学の池野文昭氏を名誉センター長に迎え、医療機関の現場ニーズとのマッチング支援や研究開発資金の獲得支援などを行っています。また、医療機器開発に欠かせない薬事承認や保険収載に関する手続きなどについても、専門人材によりサポートしています。

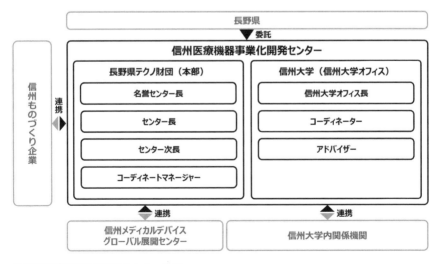

信州医療機器事業化開発センター体制

——**医療機器産業に注力されていることが理解できました。他産業については いかがでしょうか。**

阿部　長野県では、味噌、醤油、日本酒・ワインや漬物など、県下各地域 で多種多様な発酵食品を生産してきました。

　こうした発酵食品などの創出・提供を核に、国内外の食市場で優位性を 発揮する食品製造業の実現を目指し、17年9月に「長野県食品製造業振興 ビジョン」を策定しています。

　このビジョンの実現に向けた主な取り組みは次の2点です。

①　新食品創出のための産学官連携の推進

②　県内企業・業界のブランディング活動の活性化

　具体的には、機能性表示食品を例に挙げますと、機能性の表示に必要な エビデンス取得のため、大学などの研究機関との連携を促し、論文などに よるエビデンスの確立を図る取り組みを行っています。

　また、ブランディング活動としては、18年11月に「発酵・長寿県」を宣 言したほか、"信州ブランド推進重点品目"として、加工食品では味噌、 漬物、醤油、凍り豆腐を19年6月に指定し、そのマーケティング戦略を策定するなど、プロモーション活動を重点強化しています。

　さらには、東京の銀座NAGANO、大阪・名古屋の観光センターでのPR活動のほか、毎月開催している県幹部による部局長会議の前段で行う「おいしい部局長会議」にて、旬の県産食品の情報を共有し、PR活動の促進を図る取り組みも行っています。

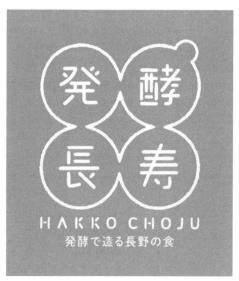

発酵・長寿県　ロゴ

——最後に、「健康長寿県」の知事として、コロナ禍をいかに乗り越えていくか、知事の思いについてお聞かせください。

阿部　現在、超高齢・人口減少を背景に、社会や産業構造が大きく変容しつつあります。また、今般のコロナ禍における経済活動の再興や、アフターコロナを見据えたDX（デジタルトランスフォーメーション）の促進など、取り組むべき課題は山積しています。

　新型コロナ時代の産業支援・再生に向けては、「感染症」から県民の命と健康を守るとともに、「感染症の影響」から県民の命と健康を守ることが必要です。今後、コロナ対応策の緩和と引き締めが断続的に続く可能性があることを念頭に、感染防止策を十分講じた上で「新たな生活様式」に適応（ウィズ・コロナ）する戦略を検討する機会を設け、今後の方針を速やかに策定し、県を挙げてその実現に取り組む所存です。

　今後も長野県は、長期的でグローバルなビジョンをもって即行動し、目的と手段を常に意識して取り組んでいきます。県民の皆さま方の幸せのため、長野県の発展のため、「確かな暮らしを営める美しい信州」の実現のため、尽力してまいります。

第5章

浜松フォーラムレポート

「予防・健幸都市 浜松」
実現に向けて

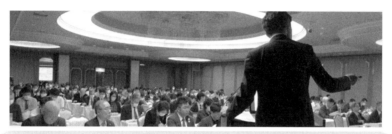

　第2章座談会（44ページ参照）でも話題に上った「浜松ウエルネスプロジェクト」が2020年度から始動し、注目を集めている。そこで、本章では、同プロジェクトのキックオフとして、20年2月18日に開催された浜松ウエルネスフォーラム2020「予防・健幸都市 浜松」実現に向けて（主催：浜松市・（一財）国土計画協会・㈱時評社、後援：経済産業省）を浜松フォーラムレポートとして取り上げることにした。

　浜松市は、厚生労働科学研究班が政令指定市や東京都特別区を対象にした「大都市別の健康寿命」で三期連続1位。だが、①現役世代に生活習慣病（糖尿病）予備群が多い②地域企業が健康経営を推進し、健康で長く働いてもらえる人材を育成することが必要③市民が介護なしで暮らしていけるための予防対策が必要——などの課題も指摘されている。

　そこで、同市では、「予防・健幸都市」という新たな都市像を掲げ、その実現に向けて、医療関係者や研究機関、民間企業と共に「浜松ウエルネスプロジェクト」を推進する方針を明らかにし、地域の産学官で構成される「浜松ウエルネス推進協議会」と地域外の民間企業などで構成される「浜松ウエルネス・ラボ」という二つのプラットフォームを組織。この二つのプラットフォームをエンジンに、「予防・健幸都市浜松」を実現していくとしている。

　今回のフォーラムは、経済産業省・厚生労働省幹部による基調講演に加え、浜松ウエルネスプロジェクトの具体的な紹介などで構成され、会場は医療関係者をはじめ行政、企業関係者など多くの聴講者が訪れ、熱気に包まれた。

＊本フォーラムレポートは時評社のまとめです。なお、後援内容や講師の役職についてはフォーラム開催時のものになります。

浜松ウエルネスフォーラム2020のポイント

主催：浜松市　（一財）国土計画協会　㈱時評社　　　後援：経済産業省

▶浜松市は、政令指定都市や東京都特別区を対象に算出した「大都市別の健康寿命」で、男女とも三期連続第１位である。この要因は元気で健康な高齢者が多いからだが、一方、現役世代は糖尿病予備群が多いという課題も抱える。同市が健康寿命１位をキープしていくためには糖尿病などの予防政策が重要になっている。

▶浜松市は、「予防・健幸都市」という "市民が病気を未然に予防し、いつまでも健康で幸せに暮らすことができる持続可能な都市" という新たな都市像を掲げ、その実現に向けたプロジェクトとして、医療関係者や研究機関、民間企業と共に「浜松ウエルネスプロジェクト」を推進していくことにした。

▶「浜松ウエルネスプロジェクト」では、ウエルネス、未病の領域にフォーカスし、地域内外の民間企業に集結してもらい、IoT や AI、データなどを活用してウエルネスに寄与していく。何より重要なのは、浜松にウエルネスを根付かせ、市民にもそのメリットを還元していくことだ。

▶「浜松ウエルネスプロジェクト」では、地域の産官学で構成される「浜松ウエルネス推進協議会」と地域外の民間企業などで構成される「浜松ウエルネス・ラボ」の二つのプラットフォームが組織化される。この二つのプラットフォームが「予防・健幸都市　浜松」を実現していくためのエンジン役を担う。

▶特に「浜松ウエルネス・ラボ」は、民間企業のラボラトリーという位置付けで、浜松市民の疾病・介護予防や健康づくりにつながる社会実証事業を展開。データやエビデンスを積み上げて、企業は事業化につなげるとともに、市は予防・健康づくりの施策に生かすなど、官民双方がウィン・ウィンになる関係を目指す。

▶人生100年時代の医療・介護は、「病気にならないよう健康管理に努め（予防）」、「仮に病気になっても重症化させず（進行抑制）」「治療や介護が必要になっても社会から切り離さない（共生）」ことが基本になる。

▶現在、厚生労働省が進めるデータヘルス改革は、多岐にわたって分散しているデータを有機的に連結し、その基盤となるプラットフォームを作っていくということだ。その目的には、国民の健康寿命のさらなる延伸と効果的な医療・介護サービスの提供が挙げられる。同改革が実現すると、スマホやパソコンを通じて容易に自分の健康データを一元的に閲覧でき、健康管理や予防に役立てることが可能になる。

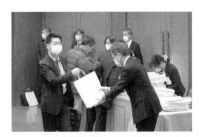

フォーラムは、新型コロナウイルス感染予防のために万全の体制で開催された（2020年２月18日撮影）

主催者挨拶

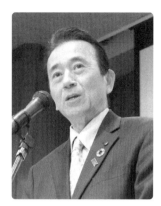

浜松市長
鈴木　康友

　本日は、ご多忙の中、多くの皆様に「浜松ウエルネスフォーラム2020」に参加いただき、感謝申し上げる。また、今回のフォーラムで講師を務めていただく経済産業省の江崎政策統括官や厚生労働省の笹子政策企画官にも新型コロナウイルス対策で大変ご多忙なところを本市にお越しいただき、感謝申し上げる。ご案内の通り、わが国は人生100年時代を迎えることになり、国では、医療・介護・年金などの社会保障制度改革をはじめ、その土台となる疾病・介護予防や健康づくりに大変力を入れている。

　これからの時代は、平均寿命よりも、どれだけ健康で長生きできるかという、健康寿命が大きなポイントになるということで、厚生労働科学研究班が、3年に一度、政令指定都市と東京都特別区を対象にした「大都市別の健康寿命」を算出している。浜松市は、この結果において2010年、13年、16年と三期連続で男女とも第1位であることから、実質日本一だと自負している。

　さらに、日本総合研究所が調査・発表した「政令指定都市幸福度ランキング2018年版」でも、総合第1位であった。このように本市は、健康で、人々が幸福に暮らせる素晴らしいプラットフォームが構築できていると言える。「浜松ウエルネスプロジェクト」はこうしたプラットフォームをさらに磨き上げて健康寿命を延伸していくために立ち上げるものだ。

　今回のプロジェクトには、医療関係者の皆さま、大学などの研究機関の皆さま、商工会議所をはじめとした関連団体の皆さま、そして市民の皆さまなどあまねく参加をいただいて、疾病・介護予防や、健康づくりに邁進していくとともに、ヘルスケアやウエルネスなど、新たな産業を育成していくことを同時並行で実施していくものだ。また、地域外の民間企業の皆

さまにも幅広く参加いただき、官民連携でさまざまな社会実証実験を行う。つまり、地域内外の多方面の皆さまに参集いただき、知見を結集して、壮大な実験をしていこうというのが、このプロジェクトの狙いである。それによって、「予防・健幸都市　浜松」を実現していきたいと考えている。

　「予防・健幸都市」の「健幸」は、「健康で幸せ」と書くわけだが、まさにこうした都市を目指すとともに、人生100年時代に向けて、全国の地方自治体に先駆けて、さまざまな情報発信もしていきたい。皆さまにはさまざまな形でご尽力を賜るとともに、今後の取り組みにぜひ期待していただきたいと思っている。

　最後に、「予防・健幸都市　浜松」の実現に向けたキックオフとなる本フォーラムが、皆さまにとって有意義なものとなることを心から祈念して開会の挨拶とさせていただく。

「予防・健幸都市」実現に向けた 「浜松ウエルネスプロジェクト」 官民連携推進体制

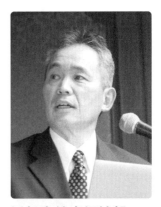

　私からは、「予防・健幸都市」実現に向けた「浜松ウエルネスプロジェクト」の官民連携推進体制について説明したい。

　まず本市の課題として、①生活習慣病の中でも糖尿病予備群が非常に多い②地域企業が健康経営を推進し、健康で長く働いてもらえる人材を育てていくことが必要③市民が介護なしで暮らしていけるための予防対策が必要－などが挙げられている。

浜松市健康福祉部
医療担当部長
新村　隆弘

　本市は、こうしたことを背景に、「予防・健幸都市」という新たな都市像を掲げ、その実現に向けたプロジェクトとして、医療関係者や研究機

関、民間企業と共に「浜松ウエルネスプロジェクト」を推進していくことにした。

　予防・健幸都市とは、“市民が病気を未然に予防し、いつまでも健康で幸せに暮らすことができる持続可能な都市”と定義している。

　この施策の背景には、2019年の6月に閣議決定した「経済財政運営と改革の基本方針2019」（骨太の方針）において、地域の保険者の役割が非常に重要だと指摘されたことに起因する。骨太の方針では、医療・介護施策を前向きに努力する地方自治体が評価され、しかも今後は、科学的根拠に基づく評価を政策に反映していく、いわゆるエビデンスに基づく政策の推進もうたわれている。データを活用した予防・健康づくりも実証事業として展開されていくようだ。

　こうした国の動きを受けて、われわれがターゲットとするのは、診療に入る前の段階、いわゆるウエルネスの段階で、健康づくりや疾病・介護の予防に取り組んでいくことが何より重要になると認識している。つまり、「予防・健幸都市」の実現こそが、保険者として運営している社会保障制度を安定的に進めることができる大きなポイントだと考えているわけだ。

　次に、本市が「浜松ウエルネスプロジェクト」を進めるに当たり、具体的な推進体制について説明しよう。われわれは、地域の産学官で構成される「浜松ウエルネス推進協議会」と地域外の民間企業で構成される「浜松ウエルネス・ラボ」という二つのプラットフォームを組織していく。

　「浜松ウエルネス推進協議会」は、地域の医療機関、大学、商工会議所などの関連団体、金融機関、そして地域企業などを構成メンバーにオール浜松で「予防・健幸都市」実現に向けた取り組みを実施していく組織で、浜松ウエルネス・ラボが実施する予防・健康づくりに関する社会実証事業への協力や企業の健康経営の推進、地域のウエルネス・ヘルスケア産業の振興、地域のウエルネスエコシステムの構築などを目指す。将来的には、新たなウエルネス・ヘルスケアビジネスを地域で起業していくことも視野に入れていきたい。

　一方、「浜松ウエルネス・ラボ」は、「ラボ」という名前が示す通り、民

間企業のラボラトリーという位置付けで、疾病・介護予防や健康づくりに
つながる社会実証事業を展開し、データやエビデンスを積み上げて、企業
の成果にしてもらうと同時に、得られたデータやエビデンスを市側は予
防・健康づくりの施策に生かす。つまり、官民双方がウィン・ウィンにな
る関係を目指しているわけだ。現在、6社が参画することになっており、
われわれが提供するプラットフォームに、6社が持つさまざまな技術やサ
ービスなどを投入してもらう形で進行していく。今後、「浜松ウエルネ
ス・ラボ」で得られたさまざまなデータやエビデンスが、本市の健康・医
療・福祉事業に大きく貢献していくことを期待している。

　最後にこれまでの経過と今後のスケジュールだが、本市は、昨年末に
「予防・健幸都市 浜松」座談会を開催し、「予防・健幸都市」の考え方を
初めて打ち出し、今回のフォーラムでプロジェクトの概要・方向性を公表
した。

　先述した二つのプラットフォームをはじめとした、この度の新たなプロ
ジェクトは、地域の皆さまと共に20年度から正式に始動させていく方針
だ。

▐ 基調講演　「人生100年時代」を生きる
─高齢化の進展と疾患の性質変化を踏まえて─

　元号が「平成」から「令和」に変わった。平成の時代の課題設定が「高
齢化にどう対応するか」であったとすれば、令和の時代の課題設定は、
「人生100年時代をどう生きるか」であると考えている。一見、同じことを
言っているようだが、メッセージ性は全く異なる。実は、この答えを未だ
世界のどの国も見出していない。従って今回は、これまでの常識とは違う
視点から「高齢化」について考えてみたい。

　まず、高齢化の意味について触れておこう。日本だけでなく世界のほと
んどの地域で、「高齢社会」イコール「暗い社会」というのが、常識のよ

うに捉えられているが、高齢社会は、決して暗い社会ではない。子育てが終わり、自分と社会のためだけに全てのエネルギーを使うことができ、豊かな人生経験を生かしつつ幸せに過ごすことが可能なのだ。そのためには、まず健康であり、最期まで自分のことは自分で決められる自律した状況にあることが大切だ。医療、介護は、あくまで自律した人生をサポートするための存在でなければならない。

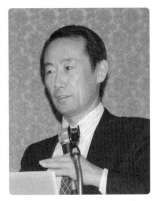

経済産業省商務・サービスグループ政策統括調整官 兼 厚生労働省医政局統括調整官 兼 内閣官房健康・医療戦略室次長
江崎　禎英

◆人は本来、120歳まで生きられる

実は、洋の東西を問わず、昔からヒトの寿命は120年とされてきた。このことは、西洋では旧約聖書の創世記第6章にも記されている。東洋では60歳を「還暦」と呼ぶが、還暦とは暦が一周したという意味。暦が2周する120年は「大還暦」であり、こちらが人生の完成型とされる。生物学的な観点で説明をすると、われわれの身体は受精卵から始まり、分裂を繰り返し、数十兆個の細胞によって構成されている。いのちの設計図と言われるDNAの先にはテロメアという構造があって、細胞分裂するたびに少しずつ短くなっていく。テロメアがゼロになると、どんな健康な細胞でも分裂限界を迎えて死滅する。これが、生物学的な意味での寿命である。ヒトの場合、受精卵の段階からテロメアがゼロになるまで細胞が分裂する時間を計算すると、ほぼ120年になるという。

現行の社会保障制度を始めとする社会の仕組みは、暦が1周する人生60年時代を前提に作られている。この発想では、高齢化の進展は想定外の出来事になってしまう。「人生100年時代をどう生きるか」というテーマは、多くの人々の人生の暦が2周することを前提に、社会や制度をつくり直していくことでもある。一般には、60歳までの1周目を生きるいわゆる現役

世代の人たちが、2周目を生きる高齢者を支えるものだと思いがちだが、これからは、2周目を生きる経験も能力もある人たちが1周目を生きる子育て世代を支えるという発想の転換が必要なのだ。

◆医療：「予防」が基本であり、患者の重症化を如何に防ぐかに力を注ぐべき

この考え方に立つと、医療の在り方も変わってくる。実は、高齢化の進展に伴って、疾患の性質が変わっている。かつては感染症が人々の死因の大宗を占めていたが、現在では、食べすぎと運動不足とストレスによって、生活習慣病のような新たな病気が主流になっている。これまでの医療サービスは、基本的に病気になってからのスタートであり、薬の開発も若い人の治験データで成り立ってきた。

しかし、人生100年時代の医療においては、「食事」と「運動」と「メンタル」をどう上手くマネージしていくかが重要になるだろう。例えば、糖尿病などの生活習慣病は、予防が可能であり、感染症と違って突然重症化することもない。これまでの医療経済学の常識では、「予防政策では医療費が削減できない」とされてきた。その理由は、これまで予防活動に参加する人たちの多くは健康な人で、もともと医療費を使わなかった層だからだ。従ってこれからは、糖尿病の重症化予備群の人たちをきちんと補足して、適切な健康管理を対応していくことが重要であり、その結果、医療経済の常識も覆る可能性がある。このためには、日々の健康データなど情報通信技術を活用してのアプローチが有効になる。また、今回の聴講者の中には医療関係者も多いと聞いているが、これからの医療では、患者を重症化させないことに力を注いでいただきたい。

◆介護：高齢者に役割とワクワクを提供するという発想の転換が必要

介護の在り方も変わってくる。そもそも、多くの人が「高齢者は弱い者、支えられるべき者」と思い込んでいる。その結果、家でも施設でも高齢者に役割は与えられない。実際、高齢者が施設に入ると、食事や入浴などのサービスはあっても「何もさせてもらえない」という話を良く聞く。人生100年時代を見据えた施設では、高齢者が「役割」を持ち、「ワクワク

する」機会が与えられるような仕掛けが必要だと思う。

　以前、高齢者を対象に行ったアンケート調査で、「年をとってから欲しいものは何ですか」という質問したところ、一番多かった回答は、お金でも健康でもなく、「尊敬されたい」というものだった。現在、この国で一番提供できていないサービスではないだろうか。今後は、介護現場においても、こうしたニーズをどのように満たすかといった視点が求められる。

　つまり、人生100年時代の医療・介護は、「病気にならないよう健康管理に努め（予防）」、「仮に病気になっても重症化させず（進行抑制）」「治療や介護が必要になっても社会から切り離さない（共生）」ことが基本となる。

◆新たな「健康医療戦略」のキーワード：「予防」「進行抑制」「共生」

　今般５年ぶりに改訂される国の「健康医療戦略」も、従来の個別疾患ごとのアプローチではなく、「予防」、「進行抑制」、「共生」という新たなコンセプトの下に、全面的な見直しが行われつつある。今後の医療・介護サービスにおいては、公的保険だけではなく、民間による公的保険外サービスの充実が不可欠である。また、生涯を通じての健康医療介護情報システムの構築も必要になるだろう。

　2025年には、「いのち輝く未来社会のデザイン」をテーマに「大阪・関西万博」が開催される。「輝く」いのちとは、誰のいのちをイメージしているのだろう。「子どもの笑顔」であれば世界中どこの国にもあるが、高齢者がいつまでも笑顔でいられる国はほとんどない。言い換えれば、高齢者が最期まで笑顔で生き生きと暮らしていける社会をどう実現するかが問われているのである。

　「予防・健幸都市 浜松」が、人生100年時代の社会をどう作るのか。世界が注目している。そのためにも、この地で暮らす皆さんの「いのちを輝かせる」ための事業が次々と生まれることを願っている。

基調講演
厚生労働省が進めるデータヘルス改革

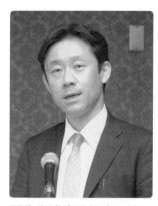

厚生労働省政策企画官
笹子宗一郎

　現在、厚生労働省が進めるデータヘルス改革は、健康・医療・介護分野など、国や地方自治体、民間事業者、健診機関、医療機関、介護事業者など多岐にわたって分散しているデータをICTなどの技術革新も利活用して有機的に連結し、その基盤となるプラットフォームを作っていくというものだ。その目的として、まずは国民の健康寿命のさらなる延伸と効果的・効率的な医療・介護サービスの提供を目指しているが、それに伴う経済成長なども目指していきたいと考えている。国民・患者、現場、研究者などそれぞれの立場でメリットがあるような形にしていきたい。皆さんには、ぜひその基盤を活用して、具体的なサービスやハピネスを創り出してもらいたいと願っている。

　恐らく、今後は、わが国のアセットをどう利活用していくのかという点が避けて通れない課題になるだろうと予想しているし、この課題を解決することによって、諸外国、特にアジアの国々においてビジネスチャンスも生まれてくるのではないか。

　先ほど江崎禎英経済産業省商務・サービスグループ政策統括調整官から「人生100年時代を生きる」という講演があったが、厚労省は「2040年を見据えた社会保障の将来見通し」を昨年公表した。見通しによると、2040年には、高齢者の人口の伸びは落ち着くが、現役世代の担い手が急減する。そこで、より少ない人手でも医療・福祉の現場が回っていくことを実現していく必要があることから、①多様な就労・社会参加の環境整備②健康寿命の延伸③医療・福祉サービスの改革による生産性の向上④給付と負担の見直しなどによる社会保障の持続可能性の確保——などを柱に取り組むとしている。データヘルス改革は、三つ目の柱、医療・福祉サービスの改革

による生産性の向上の中心的な柱として位置付けられ、ロボット・AIなどの実用化とともに推進していくといったプランが発表されている。

◆データヘルス改革に向けて四つの施策

データヘルス改革に向けての推進体制について説明したい。厚労省内では本部を組織。厚生労働大臣が本部長を務め、事務局長は、事務次官級の医務技監が担い、審議官級が主にプロジェクトを進めている。2017年にデータヘルス改革推進本部が出来上がり、同年7月に初めて「データヘルス改革推進計画」が発表された。当初は、20年度に8つのサービスを実施するとされていたが、19年9月に「今後のデータヘルス改革の進め方について」という方針がまとめられ、21年度以降の実現の目標設定と25年までの工程が公表された。

ポイントは、患者、国民、利用者目線に立った施策を加速化することと、費用対効果の視点も踏まえながら進めていくとし、四つの施策がまとめられている。

まず、ゲノム医療・AI活用の推進が挙げられ、ポイントは、がんゲノムだけでなく、全ゲノム情報を活用して、難病とかがんの原因究明につなげていくという点だ。新たな診断・治療法の開発や個人に最適化された患者本位の医療の提供などを目指して、全ゲノム情報も集めていく。AIについても、着実な開発・実装が進められる。

次に、パーソナル・ヘルス・レコード（PHR）という視点で、総務省や経済産業省など関係省庁と連携しながら進められている。一口に個人データといっても、健診データやウェアラブル端末で取得されたデータ、さらには医療情報、介護情報などさまざまな情報が分散しているのが実態だ。そこで、例えば、患者自身がスマートフォン（スマホ）やパソコンを通じて一元的に閲覧できる仕組みの構築の検討が進められている。こうした仕組みができれば、容易に健康管理や予防などに役立てられるはずだ。

三つ目が医療・介護現場の視点で、保健医療従事者の皆さんが、患者や利用者の過去の情報を確認できて、より質の高いサービス提供が可能になるようにしたい。換言すれば、保健医療情報が全国の医療機関などで確認

できるようなシステムを推進していくということだ。併せて電子カルテの標準化も推進していきたい。

　最後がデータベースの視点で、データベースの効果的な利活用も柱の一つに位置付けられている。保健医療に関するビッグデータを利活用することで、研究者、自治体、民間企業などの研究を活性化し、患者の状態に応じた治療の提供など、幅広い主体がメリットを享受できるようなシステム構築を目指している。

◆オンライン資格確認導入による新たな可能性

　国には、レセプトあるいは特定健診の情報が匿名化されて貯まっているナショナルデータベースがある。これはレセプトなどの情報なので、標準化された形で集積され、全て国民の財産と言えるわけだが、これのさらなる利活用を推進できないだろうかと考えている。ナショナルデータベースのほか、DCP データ、介護のデータベースとして、例えば要介護認定などの認定情報や、がん登録のデータベースや医薬品医療機器総合機構が有している副作用情報を解析するためのデータベースもある。最近の事例だと、難病データベース、さらには小児慢性特定疾患に関するデータベースなども含まれている。

　こういったさまざまなデータベースも個人単位で連結解析することで、目的ごとの利活用ではなく、一気通貫の解析ができるはずだ。もちろん、さまざまな課題はあるので、引き続き検討していくこととしている。

　実際に、これを個人単位で連結しようとすると、正確な名寄せの仕組みが必要になってくる。現在、マイナンバーが国民全員に振られているが、医療分野では使わないことになっている。まずオンライン資格確認の導入が決定している。これは、患者が保険医療機関で受診されたときに、現在は被保険者証で資格を確認しているのをマイナンバーカードによるオンラインで資格確認ができるというもので、19年5月に、「医療保険制度の適正かつ効率的な運営を図るための健康保険法等の一部を改正する法律」が成立し、オンライン資格確認の準備を進めている。このシステム導入によって、資格の過誤請求や事務コストの削減など保険者に多大なメリットが

生じる。患者にとっても、マイナンバーカードを持っていれば受診できるというメリットが生まれる。

　他方、このオンライン資格確認のためには、医療機関に患者が受診すると、資格情報がすぐに返ってくるようなシステムでなければならない。そこで、社会保険診療報酬支払基金・国保中央会で個人単位で被保険者番号とその履歴を管理して、そこに資格情報をひも付ける仕組みとする。現在、被保険者番号は、後期高齢者医療制度は個人単位化されているが、そのほかの保険は全て世帯単位なので、個人単位にしていく。これによって、被保険者が仮に異動しても個々人としての資格管理が可能になる。ただし、被保険者番号を個人単位化するので、プライバシー保護の観点から告知要求制限が課せられることになる。

　保険医療機関の端末でマイナンバーカードの IC チップを読み取ると、瞬時に最新の資格情報が返ってくることがもうすぐ実現する。ただし、マイナンバーカードの IC チップは使うが、マイナンバー番号は使わない。従って、医療機関などでマイナンバーと診療情報がひも付くことはないという点は強調しておきたい。

　これが実現すると、レセプトと資格情報がひも付き、何年か分の特定健診情報や薬剤情報・医療費情報などが一元管理できる。つまり、個人レベルでは、特定健診、医療費・薬剤情報など「マイナポータル」という政府のポータルサイトを通じてしか見れない情報がスマホを通じて見ることができるようになる。また、オンライン資格確認回線により、患者の同意が必要になるが、同じ情報を医師も閲覧できるようになる。さらに被保険者番号の履歴を用いることにより、データベースの個人単位での連携精度を向上させることができる。これを実現するための法案を国会に提出した。今後とも、データ活用に向けた取り組みを進めていきたい。

「予防・健幸都市　浜松」の展望

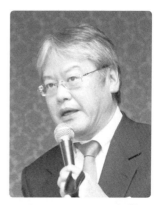

スタンフォード大学
循環器科主任研究員
池野　文昭

　今回は、国や浜松市、民間企業、それから
聖隷事業団や浜松医科大学の皆さんにも集ま
っていただき、「予防・健幸都市　浜松」の実
現に向けて、「浜松ウエルネス推進協議会」
と「浜松ウエルネス・ラボ」の二つのプラッ
トフォームを組織し、さまざまなプロジェク
トを動かしていくことになった。

　実際、新しいプロジェクトを始めるのは、
非常にチャレンジングで、ものすごく勇気の
要ることだと思う。ある意味、リスクもある
だろう。だが、今回、浜松市の、浜松市民の
ために、わが国を代表する企業がほとんど持ち出しに近い形で実施してい
ただけるということでまずは感謝申し上げたい。

◆浜松市にとって、健康寿命がなぜ重要なのか

　健康寿命とは、健康で、自立して生きられる、1人で生活できる年齢と
定義されている。現在、わが国の健康寿命は、男性が72.14歳、女性が
74.79歳で、シンガポールに次いで2位の状況だ。こうした中で、浜松市
は、20の政令指定都市の中で健康寿命が3期連続1位を誇っている。

　では、なぜ、浜松が健康寿命日本一なのかと言うと、間違いなく戦前・
戦中生まれの高齢者の皆さんが非常に頑張っておられるからだと思う。私
の母親も市内に在住しているが、本当に元気だ。

　一方、若い人たちの生活習慣がどうかというと、現役世代は、糖尿病予
備群が他の地域に比べて、圧倒的に多いことが、静岡県のデータによって
明らかになっている。恐らく、このままでは健康寿命日本一の座をすべり
落ちてしまう可能性が少なからずあると言えるのではないだろうか。

　そこで、浜松市にとっては、健康寿命1位をキープする政策が非常に重
要になってくると思う。つまり、今後の課題は、現役世代の皆さんを巻き

込んで、生活習慣を行動変容させていけるかが問われていると言っても過言ではないだろう。

実は、私は、浜名郡可美村高塚、現在の浜松市南区高塚で1967年に生まれた。浜松北高校、自治医科大学を経て、92年、卒業と同時に医師国家試験に合格して、静岡県庁に就職した。静岡県庁は、今で言う健康福祉部健康福祉課に合計9年在籍した。しかし県庁に出勤するわけではなくて、県立総合病院に2年間、焼津市立病院に3年間、研修医として働き、一人前の医者になってからは、国民健康保険佐久間病院そして山香診療所で地域医療を4年間担当した。今から約20年前だが、その当時、佐久間地域の高齢化率は既に40％を超えていた。医者として、ずっと往診して、介護制度が始まってからケアマネジャーの免許も取得したが、あの4年間は、さまざまな経験をさせてもらった。その後、アメリカに渡り、スタンフォード大学に留学し現在に至るが、あの経験は、まさに日本の将来、2040年の高齢化率40％の姿を見た思いがした。

現在、アメリカに住んでいて、両方の国を比較して互いの良さを分かっているつもりだが、日本の価値は間違いなく健康だと言える。どこの国に行っても、日本の健康、そして医療システムは誇れるもので、絶対に壊してはいけないものだ。壊さないようにするためには、やはりわれわれ日本国民、そして浜松市民が、健康を意識して予防していくということがとても重要になると思う。

◆「ウエルネス」にフォーカス

今回のフォーラムでは、「ウエルネス」という言葉がよく出てきている。聴講されている皆さんの中には、医業に携わる方も多いようだが、「ウエルネス」と医業は若干、意味が違う。

一般的に、人は若い時は病気をしないものだが、生活習慣上、さまざまな悪癖が積み重なると、糖尿病など生活習慣病にかかって病院に通うことを余儀なくされる。従って、現役世代のうちに、いかに健康状態を保てるかが、その後の健康寿命に大きな差が出てくるわけだ。まさに、これが「ウエルネス」という意味で、別の表現をすると、神奈川県の黒岩知事が

提唱している未病という言い方もできるだろう。

　そこで、このプロジェクトでは、「ウエルネス」、未病にフォーカスをしていく。わが国を代表する民間企業に集結してもらい、IoT・AI・Data・ICT を活用して、「ウエルネス」に寄与していくというのがこのプロジェクトの狙いだ。何よりも重要なのは、浜松市にウエルネスを根付かせ、市民の皆さんにもそのメリットをぜひ還元していきたいと考えている。

　そもそも「ウエルネス」がうまくいかない理由は、自分の欲望との闘いだからにほかならない。最初は、痛くもないし、症状もない。その割に、自分でお金を出さなければならないし、効果がすぐには表れない。だから途中で飽きて止めてしまうケースがあまりにも多い。個人単位で行うと、なかなかうまくいかない「ウエルネス」だが、民間企業の技術とノウハウを生かして、可能な限り楽しく「ウエルネス」を展開していきたい。

◆「予防・健幸都市 浜松」実現のために、三つのステップ

　新たな時代、令和を迎え、人生100年時代が定着しようとしている。全国知事会からも、「健康立国宣言」が出される中、改めて申し上げるが、わが国の潜在的価値は健康にあると思う。今後の日本にとっても重要なファクターになることは間違いなく、そのためにも「ウエルネス」をきちんと根付かせておく必要があるわけだ。

　事実、政府も「ウエルネス」に注力しようとしている。こうした流れに乗っていくことも、浜松にとっては非常に重要な戦略だろう。健康寿命日本１位という浜松の潜在的価値は非常に大きいからだ。

　そこで、「予防・健幸都市 浜松」を実現していくために、二つのプラットフォームを実装していくわけだが、「浜松ウエルネス・ラボ」を通じて、参加する民間企業から提案のあったプロジェクトをまず実施していく。

　次のステップとしては、浜松市内の各企業にも強くなってもらいたいと願っている。健康で健やかな従業員がいる会社、「健やか」というのは、働くことに生きがいを感じ、健康だという会社は絶対に伸びると思う。ぜひ健康な体質の企業体を作っていくお手伝いをしていきたいし、こうした集団が浜松市を構成しているということが非常に重要になっていくはずだ。

　第三のステップとしては、浜松市内の企業の皆さんにも、ぜひこの「浜松ウエルネス・ラボ」にさまざまなアイデアを持ってきてもらって、自分たちが作ったもので市民の皆さんの健康に貢献していきたいと考えている。

　こうした三つのステップが有機的に結び付き、結果的に市民の皆さんの健康寿命をさらに延ばしていければ、日本全国に展開することが可能になるし、恐らく世界中に展開できるモデルとなるだろう。まさに、浜松ブランドが世界に健康ということで売り出せる可能性が見出せるし、産業としても盛り上がっていけるのではないだろうか。

　最後に、今回のプロジェクトでは、滝浪浜松市医師会長を代表とした浜松市医師会の先生方や歯科医師会の先生方、薬剤師会の先生方など皆さんにもご協力いただくことになるが、改めて感謝の意を述べておきたい。また、浜松市の市民皆さまの健康、健やかな生活、幸せのために、今回のチャレンジングなプロジェクトについて温かく見守っていただき、ますますのご理解とご協力をいただくことを希望している。

官民連携社会実証事業の紹介①
「キリングループの取り組み紹介」

　キリンホールディングスは、1907年からビールづくりを始め、売り上げが1兆9000億、事業利益で1900億という企業グループだ。キリンビバレッジ、メルシャンなど飲料・食品企業や、医薬品を製造する協和発酵工業とともに、協和キリンや協和発酵バイオという会社も立ち上げた。昨年はファンケルとも資本提携し、まさに「食」と「医」をつなぎ、健康寿命の延伸に貢献したいと考えている。

　まずは、「ヘルスサイエンス事業」をスタ

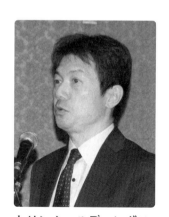

キリンホールディングス
株式会社執行役員 R&D
本部副本部長
石倉　　徹

ートさせ、疾病の手前の段階の方も含めてまさにウエルネスの観点で、科学的裏付けのあるキリングループの独自素材やサービスを提供して「食と健康」の新たなよろこびを広げ、こころ豊かな社会の実現にまい進していく。

　例えば、われわれのオリジナル商品群に、カフェインの入っていない緑茶や紅茶がラインナップされている。こうした商品は、夜でもお茶が安心して飲めるため、高齢者や妊産婦の皆さんに高い評価を頂戴している。その他に、独自の植物増殖技術や物質生産技術を有しており、植物体から医薬品原料を作る植物バイオ技術の開発も進めている。

　特に着目しているのが脳機能の領域だ。わが国の認知症患者数は、2014年時点で430万人。しかし25年には、730万人に増えると予想され、社会的なコストは14.5兆円にも上ると試算されている。そこで、産官学の連携による実証研究を進め、「予防・健幸都市　浜松」の実現に協力することで、認知症予防に貢献していくことが、「浜松ウエルネス・ラボ」における当社の大きなミッションになっていくと位置付けている。

　そもそも認知症という病気は、突然、発症するわけではない。原因は、タンパク質、アミロイドβと呼ばれる老廃物が脳に沈着することや、脳の萎縮変化など、約10年以上かけて脳内で生じる変化によって起こるとされている。特効薬がないため、予防が重要なポイントと言える。普段の「食」や生活習慣の改善によって、症状を緩和させたり、進行を遅らせたりすることができる。

　特に大事なのが、軽度認知障害（MCI）の段階。この段階から病気の状態に移行していくので、MCIで適切な対策を早期にとると、認知機能が改善されることが明らかになっている。この機会を通じて、ぜひ人々が無理せず認知症を予防したり、今の状況を「見える化」したりできる仕組みを構築していきたい。

　具体的な方法論として、まず、栄養介入による認知機能改善の検証という視点で、MCIの方々を対象に特定の栄養成分による認知機能の改善の可能性を探る。もう一つは、ロコモーショントレーニング（ロコトレ）を

活用した運動の効果で、われわれが開発した素材を提供し、運動プラス栄養という視点で、認知機能の改善について検証していく。

　素材は、われわれの得意領域の「食」を通じて培った独自の①「βラクトリン」と②「熟成ホップエキス」の二つを投入する。「βラクトリン」は、乳製品から抽出したペプチドの一種で、協和キリンと共同で開発した。実際に臨床試験も行って、認知機能の改善効果を確認している。非臨床試験ではアミロイドβの沈着を抑える効果や認知症の改善が確認されている。一方、「熟成ホップエキス」は、ビールの原料のホップ由来の成分で、これもアミロイドβの沈着や脳が過活動になる状態を抑える効果を非臨床試験で確認しており、臨床試験で認知機能改善作用を確認している。

　「浜松ウエルネス・ラボ」がわれわれにとって大きいのは、一般的には困難な MCI のリクルーティングを聖隷事業団の支援のもと行うことができ、浜松医科大学との協働研究によって得られたデータもしっかりしたものが提供できることだろう。そして、ラボに参画している㈱オムロンの運動量計を使うことで、運動そのものの効果や運動と栄養の関係なども検証できると見ている。

官民連携社会実証事業の紹介②
「浜松ウエルネス・ラボ」実証内容

　当社は、SOMPO グループの一員で、2016年に従来の生命保険会社にとどまることなく、健康応援企業に生まれ変わるという新たなビジョンを掲げ、「Insurhealth（インシュアヘルス）」という新しい健康応援型のソリューションを開発・提供していく経営理念を打ち出した。これは、お客さまに万一のことが起こった時に経済面でサポートさせていた

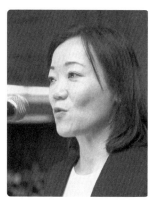

SOMPO ひまわり生命
保険株式会社
事業企画部長
中川ゆう子

だく生命保険本来の機能と、早期発見や予防、健康やヘルスケアのサービスを組み合わせることで、お客さまに健康で幸せな生活を送っていただくことを支援するという意味が込められている。

　一方、私たち保険会社単独で、ヘルスケアサービスを開発したり提供することには限界がある。そのため、パートナーの皆さんと協業することによって、ヘルスケアの課題解決に向けた努力が可能になる。今回「浜松ウエルネス・ラボ」へ参加する理由も浜松市のパートナーとして、社会課題の解決に貢献できると考えたことが大きいと言えるだろう。

　では、浜松市が抱える現状と課題とは何だろうか――。同市は、先ほど池野先生がご指摘されたとおり、健康寿命三期連続日本１位を誇る。ただし、糖尿病予備群の占める割合は、ほかの都道府県と比べ男女ともに非常に高い。仮に、こうした糖尿病予備群が糖尿病患者として顕在化していくと、さまざまな生活習慣病を併発するとともに、重症化した際には健康寿命延伸を阻害する、重大な疾病を引き起こす可能性がある。また、全国的に高齢化が進み、認知症対策が重要となっている中で、同様の課題を抱える山間地域を有する浜松市においても、認知症対策を行う必要性があると考える。そこで、私たちは、この課題に対して、糖尿病予備群や、認知症になる前の段階からのソリューションを提供したいと考えている。特に、早期発見、市民の皆さまに対する気付きを与えて、意識や行動変容に結び付けてもらうことに注力した。また医療機関へのスムーズな誘導という点においては、ぜひ同市の医療機関や専門家の皆さまとも連携しながら、最適な仕組みを構築したい。

　では、具体的な実証実験について、説明する。まず、糖尿病予備群に対しては、血糖値の変動を可視化し、日々の生活の中で自ら血糖値をしっかりコントロールしてもらえるような生活習慣を知っていただく。特に、空腹時血糖や HbA1c の数値から糖尿病予備群と疑われる市内在住もしくは在勤の30〜65歳の方を対象に、できるだけ早期の段階で、自発的に、食習慣、それを中心とした生活習慣の改善を行ってもらう。このプログラムは、血糖値の変動を理解しコントロールを行ってもらうのが特徴で、改善

活動を通して実際に適切なアドバイスを専門家から受けることもできる。常に自分の血糖値を「見える化」することで、糖尿病に対して意識を高め、血糖値をコントロールできる生活を送っていただく。また、浜松市内の薬局の協力のもと、薬局への来店、管理栄養士からのフォローにより、改善行動の継続に向けた働きかけも行っていく。

　一方、認知症については、当社のパートナー企業、米国のニューロトラック社の協力をもとに、サービスを展開する。対象者や期間などの詳細は現在精査中であるが、「脳ケア」というアプリを活用し認知機能の低下への理解、知識の習得と改善行動の習慣化を目的とし実証を行う。簡単な認知機能チェックのテストと、生活習慣予防に関するアンケートを組み合わせて総合的に判断することで、現在の認知機能の状態について把握してもらう。各人の認知機能に応じ、個別のプログラムが用意され、認知機能を強化、維持、改善するためのコンテンツが届く仕組みだ。このコンテンツに基づいて、生活習慣を変えてもらうことで、認知症を実感する年齢になる手前の段階から、認知症への意識を高めてもらうことができると考えている。

　私たちは「予防・健幸都市 浜松」の実現に貢献していくことで、人生100年時代を迎えるわが国の課題解決にもつながっていくと考えている。

官民連携社会実証事業の紹介③ 「浜松ウェルネス・ラボ×第一生命」 取り組み概要

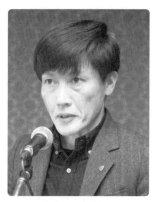

第一生命グループは、国内に生命保険会社を3社、海外を含めると11の生命保険会社および二つのアセットマネジメント会社を擁する企業グループで、その中核に位置する第一生命保険は、地域課題解決への貢献という面から、全47都道府県と連携協定などを締結している。もちろん、浜松市とも、地方創生に関する包括連携協定を締結しており、SDGs推進プラットフォームにも参画している。

第一生命ホールディングス
株式会社 Dai-ichi Life
Innovation Lab 部長

中山　新

従来、生命保険会社は、万が一の場合などに、保険金・給付金という形で経済的に役立つというのが主な役割であった。現在はこれに加え、ウエルネスや未病と呼ばれる領域で、疾病の予防あるいは早期発見という分野で力を発揮していきたいと考えている。そのためには、テクノロジーの力と保険ビジネスの融合が必要だと認識しており、第一生命グループは、2015年から、「Insurance」と「Technology」を組み合わせた「InsTech」を標ぼうしている。

他方、第一生命グループは、事業推進の強化を支える仕組みの一つに「イノベーションの創出」を掲げており、新しいビジネスコンセプトの企画や、スピーディーな実証に取り組んでいる。そのためには、当社グループだけで取り組むのではなく、さまざまな企業や自治体などの皆さんと協業していく必要がある。「浜松ウエルネス・ラボ」は、「予防・健幸都市浜松」の実現というコンセプトの下、多くの企業や医療機関などが協力関係を築いている。われわれもこの趣旨に賛同して参加することを決めた。

では、われわれが「浜松ウエルネス・ラボ」で実際にどんなことを実施していくのかというと、①浜松市に在住および在勤されている皆さんの健康意識の醸成②健康に関する行動変容を促し、医療費削減に資するような

プラットフォームの構築③日ごろから在住・在勤の皆さんと接している第一生命浜松支社の営業員により、実際に、皆さんの健康意識の醸成やQOL（Quality of Life）意識の喚起を後押しし行動変容をバックアップしていくこと——などに取り組んでいきたいと考えている。

　具体的には、健康増進アプリやオーラルのチェックなどのツールを使っていくことを想定している。

　健康増進アプリは、第一生命グループが、保険契約者向け・一般向けに開発したスマートフォンアプリで、健康に関する行動や食事記録、健診結果にカメラをかざすだけで健康年齢が分かるなど、毎日楽しみながら続けられる工夫を凝らしたものだ。活動に応じてポイントが付与され、コンビニ商品などのクーポンに交換できる仕組みも備えている。これまでに、かんぽ生命向けにカスタマイズして提供した実績もあり、今回も地域版、浜松市版として提供したいと考えている。アプリの通知機能を使えば、浜松市からのお知らせなどを在住・在勤の皆さんへ発信することも可能だ。

　アプリによって健康状態が把握できると、データが蓄積されて、さらなるサービスの高度化が可能になるというメリットがある。

　もう一点、オーラルケアを用いた生活習慣病予防についても注力していく。具体的には、NOVENINE社が開発する口臭の原因となる歯周病菌などが出すガスを検知するIoT歯ブラシとアプリを使って、歯周病リスクを軽減する行動変容（歯科医院における定期メインテナンスの実施）を促すという取り組みだ。と言うのも、近年の医学研究により、糖尿病をはじめとする全身疾患と歯周病には相互に因果関係があることが分かってきており、こういったツールを使って、例えば歯磨き習慣や予防を目的とした歯科通院などが促進されれば、ひいては糖尿病の予防にもつながると考えている。口臭というキーワードは、普段は健康に関心の薄い若い世代や女性にも興味を持っていただけるだろう。

　以上、お伝えした提案を軌道に乗せ、在住・在勤の皆さんの意識・行動の変容をサポートすることで、第一生命グループが「予防・健幸都市 浜松」の実現に大きく貢献でいると確信している。ぜひ一緒に取り組んでま

いりましょう。

■ 官民連携社会実証事業の紹介④ 「予防・健幸都市 浜松」 実現に向けたご提案

日本生命は、内務職員が約2万名、営業職員が約5万名、合計約7万名の職員がいるのが最大の強みの会社だ。全国に事務所があり、浜松駅前にある浜松支社には21の営業拠点があり、営業職員約700名が在籍している。こうした職員網を生かしたフェイス・トゥ・フェイスの対応で築いたお客さまの輪がわれわれの財産と言える。

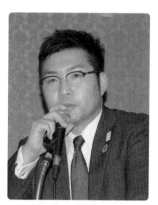

日本生命保険相互会社
営業企画部課長代理
工藤　雅史

今回、「予防・健幸都市 浜松」を実現していくにあたり、デジタルでの健康経営増進イベントを、われわれの強みでもあるフェイス・トゥ・フェイスの職員網と融合して行う。具体的には、「企業・事業所対抗ウオーキング大会」を、実施していく。内容としては、エントリー期間を1カ月、開催期間は3週間から1カ月と、特定期間の中で、企業事業所が歩数を競う対抗戦だ。

参加企業・個人のインセンティブとして、順位賞を用意する。たくさん歩いて商品を手に入れてもらい、さらに健康を手にしてもらうという分かりやすい仕組みだ。企業・事業所においては、従業員への運動機会の提供になるので健康経営推進に大会を活用していただくことも意図している。

歩数の対抗戦という非常に簡単な仕組みだが、企業・事業所対抗という競争意識が働くので、企業・事業所内での団結が高まるのがこのイベントの肝と言えよう。

歩数の計測はスマホアプリを使い、デジタルで集計、対抗戦を実施していく。浜松市は、政令指定都市で2番目に広域で、人口分布も比較的拡散

している特徴がある。多くの企業・事業所に参加を呼び掛けるにあたり、集合の手間がなく、現在の順位についてもアプリですぐに確認できるといったメリットがある。

　なお、対抗戦の参加については、浜松市の企業事業所に広くお声掛けするが、事務局としての協力企業・事業所も募集している。例えば、「自社の広告媒体で対抗戦ランキングを掲載」とか「順位賞の提供」など、大会の盛り上げ参加者の歩行習慣の意識付けにつながるものであれば広く歓迎したい。大会の盛り上げとともに、どんなことがインセンティブとして有効なのか検証し、歩行習慣の定着化を検討していくことも重要だと考えている。

　ただ、こうしたデジタルでのイベント・取り組みを実施した場合、離反率がネックになってくる。そもそも健康意識の高い人たちは、健康づくりについても継続して実施していくことは容易に想像できるが、本来取り組みを通じて運動習慣をつけてほしい健康意識が高くない人については、毎日能動的にアプリを開いて歩数を意識しながら歩き、それを大会期間中継続するということはなかなか考えづらい。そこで、市内全域をカバーする日本生命職員が、参加者が離反しないように健康づくりをアナログでサポートしていく。イベント告知だけではなく、アプリの登録サポートから、中間ランキングなどフェイス・トゥ・フェイスできめ細かく対面でのサポートを実施し、参加者全員が一緒に完走することを目指していきたい。

　今回提案した「企業・事業所対抗ウオーキング大会」が成功していけば、次のフェーズでは、例えば町対抗ウオーキング合戦などコミュニティごとの対抗戦なども導入していければ面白いのではないか。アプリ内で各コミュニティの情報発信や動員ツールとしても寄与できるし、観光案内など取り組みを拡大させていきたい。

　今回の提案を機に、さまざまな企業や、団体に声を掛けさせてもらいたいと考えているので、ぜひ一緒に浜松市の健康寿命延伸に貢献できるように盛り上げていこう。

■ 閉会挨拶

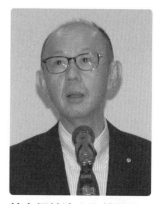

今回は、官民学と、さまざまな立場の皆さんから、浜松市民にとって大変参考になる話を頂戴し、まずはお礼申し上げたい。私自身、非常に勉強になった。

昨今、健康に関しては、非常に関心が高い。だからこそ、民間企業の皆さんも、そこに新しいビジネスチャンスを見つけて、参入しようとしている。今回のフォーラムの中でも盛んに出たが、「健康寿命」や「健康経営」という言葉が、今後、非常に重要なキーワードになっていくことは間違いないだろう。

社会福祉法人聖隷福祉
事業団理事 専務執行
役員・保健事業部長
福田　崇典

「健康寿命」の延伸は、個人や社会の健康に直結する。また、「健康経営」は、やはり企業の生産性の向上や企業の収益につながっていく。

こうした環境の中で、今回、浜松市、行政が主体となって、いろいろな民間企業や学術団体が心を一つにして、「予防・健幸都市 浜松」の実現に向けてプロジェクトを立ち上げていこうということは、浜松、浜松市民だけでなく、私どもにとってもまことにうれしい限りだ。

私ども聖隷福祉事業団は、病院、在宅介護、あるいは高齢者、障害者のための福祉施設、健康診断センターなど、総合的な事業を展開しているが、私が管轄している保健事業部は、まさに健康診断を通じて皆さんの健康に資するもの、ひいては予防医療を展開したいと努力している部署だ。本当に地味な仕事の積み重ねで、まさしく地道で実直に行わなければならない立場だと肝に命じている。

このような実務を担っている立場、私自身医師という立場でもあるが、ややもすると、こういうプロジェクトは一過性のブームで終わってしまう可能性が多々あると思う。中身が総花的なのだ。もちろん、考え方や概念は、素晴らしいものがたくさんあるし、それがあたかも魔法のごとくすぐ

に実現できてしまうようなプロモーションも展開されている。ただ私が一番危惧するのはその点で、こういう素晴しいプロジェクトをきちんと実現するためには、やはり実直に、地道に、絶え間なく検証を重ねながら、正しく PDCA サイクルを回して、市民の皆さんの健康に資するような仕組みを構築していくことがとても重要ではないかと感じている。

　例えて言えば、がん検診の事例が挙げられよう。がん検診には、公費を投入する対策型のタイプがまず挙げられる。もう一つのタイプは、個人が自分で費用を負担して受ける、いわゆる任意型のがん検診だ。今、挙げた二つの事例は、同じがん検診だが、意味が全く違う。公費を投入して行われる対策型のがん検診は、地方自治体が主体。これは、あくまで、そのがん検診を受けることによって、そのがんによって亡くなる方が少なくなるという点を唯一のエビデンスとする。言い換えれば、がん検診を受けて、がんによる死亡率を下げるということでなければ、意味がないとされている。これが、いわゆる対策型のがん検診の本質的な意味になる。では、もう一方の個人が自分で費用を払って行う任意型のがん検診は、QOL、つまり自分たちの生活の質を上げる、そこまで踏み込んだものが、いわゆる任意型のがん検診になる。つまり、がん検診の事例を一つとって見ても、そのスタンスによって全く異なる要素が出てくるわけだ。

　従って、私が今回の「予防・健幸都市 浜松」の実現に期待したい点は、この素晴らしいプラットフォームとプロジェクトが、単に総花的な、概念的な話で終わるのではなく、継続性のある、より良い形で進んでいってもらいたいということなのだ。やや辛口のことを申し上げたが、これは、実務を担っている現場の医師としての率直な思いだ。ただ、こうした素敵なプラットフォームとプロジェクトが浜松で出来上がったということは誠に喜ばしいことなので、浜松の財産として、末長く協力してより良いものにしていこうではないか。私どももできる限りの協力をしていきたい。

　では、改めて感謝の意を表してフォーラムを終了したい。どうも皆さん、ありがとうございました。

第6章

有識者に聞く

公益社団法人　日本医師会

国の予防・健康づくりを
積極的に支援
学校教育の中でも健康教育の実践を

——内閣府が主導する戦略的イノベーション創造プログラム（SIP）事業
で、日本医師会は民間企業が構築するAIプラットフォームと連携すると
聞きました。

今村　まず内閣府が進めるSIP事業の一つに「AI（人工知能）ホスピタ
ルによる高度診断・治療システム」の研究があり、日本医師会も積極的に
関与しているところです。医療機器やIoT（internet of things）機器を活
用して医療ビッグデータを集めます。それを活用して超高齢社会における
医療技術の質の確保、医療従事者の負担軽減のためのAI開発を行いま
す。さらにAI技術を活用し、医療現場での負担軽減につなげ、診断補助
技術の開発や医学教育支援などを目指します。これまで企業ごとにバラバ
ラに開発していたAIシステムを一つのプラットフォームから利用できる

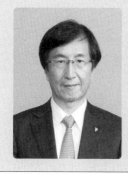

公益社団法人　日本医師会　副会長
今村　聡（いまむら　さとし）
1951年7月31日生まれ。
秋田大学医学部卒業。静岡県立総合病院医長、浜松医科
大学講師、今村医院院長等を経て、99年より（医社）聡伸
会今村医院理事長。板橋区医師会監事、東京都医師会監
事、東京都医師会理事、日本医師会常任理事等を経て、
2013年より（公社）日本医師会副会長。

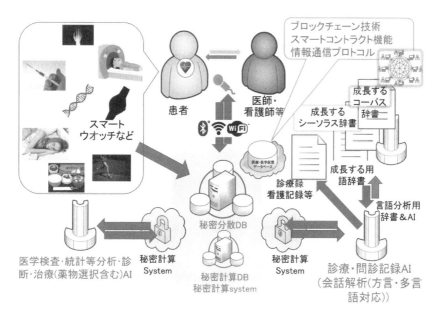

SIP で検討されている医療情報データベースの構築と医療有用情報の抽出、解析技術などの
開発の概念図　　　　　　　　　　　　　　　　　　　　　　　　　　　（出典：内閣府）

ようにする予定です。日本医師会は、このプラットフォームが医療機関に
とって安心して使いやすくなるように進めていきたいと考えています。

──具体的には、どのような内容でしょうか。

今村　例えば、われわれからも医療機関側に協力してもらい、医療データ
を積極的に収集していきます。医療機関から集めたデータは、全て匿名化
され、そのデータを研究者や民間事業者が利用できるようにして、画像解
析システムなど AI プログラムを作ってもらいます。医療機関側は、開発
された AI プログラムの中から「自分の診療所では、この AI を使いたい」
という製品を適正な価格で活用できるスキームを作りたいわけです。

──どのような効果が期待されますか。

今村　AI が医療をアシストする「AI ホスピタル」を実用化し、パッケー
ジとして確立することにより、大量の医療情報を治療に有効に活用するこ
とが可能になります。言い換えると、「AI ホスピタル」によって、高度で
先進的かつ最適化された医療サービスを均質に提供する体制が整備できる

わけです。個々人の遺伝的、身体的、生活的特性などの多様性を考慮した適切な治療法・治療薬を提示することができるはずです。健康寿命の延伸につながるだけでなく、病院における医師・看護師など医療従事者の負担軽減の面でも有用であり、超高齢社会が進んでも安心・安全な医療を維持するための大変革につながる可能性があります。

――今後の予定をお聞かせください。

今村　2022年までに、①セキュリティの高い医療情報データベースシステムを構築し、有用な医療情報を抽出して活用する技術を開発する②AIを診療現場へ導入することによって、医師-患者のアイコンタクト時間の延長や医療従事者の負担軽減などを実現する③AIを利用した遠隔画像・病理診断補助、血液による超精密診断法などを開発する④複数の医療機関で「AIホスピタルシステム」導入モデルの運用を開始する――などの目標が立てられています。

予防・健康づくりを全面支援。学校教育に健康教育の実施を提唱

――先ほど、健康寿命延伸とお話されましたが、今回「ヘルスケア・イノベーション」を刊行するにあたり、健康寿命延伸と予防・健康づくりという考え方を広く国民に浸透させていく狙いがあるのですが、日本医師会のお考えからお聞かせください。

今村　病気を予防する、あるいは病気の早期発見に努めるのは、医師としての大変重要な役割で、医師法の中にも、予防という言葉がきちんと明記されています。実際、医師は、予防接種や健康診断も行っています。ですから国と地方自治体が予防・健康づくりに力を入れていくことに対し、地域のかかりつけ医が協力していくという体制が非常に大切だと思います。

――では、日本医師会としても、予防・健康づくりについては、積極的に支援されるというお考えだ、と。

今村　もちろんです。ただ一つ問題点を指摘しますと、わが国では、学校教育において健康教育や社会保障教育が十分ではありません。自分が不健康であることは、自らの問題のみならず、社会に対しても、医療費、介護

費用の増大などさまざまな悪影響があるわけです。社会のためにも自分が健康であることの重要性を、より多くの皆さんに理解してもらうには、教育が必要です。率直に言って、この点、日本はすごく遅れていると言えるでしょう。日本医師会は、学校教育の中できちんとこれらの教育が実践されることを強く要望しています。

——先ほど、AIの実装事業の話題の中でもありましたが、例えばウエアラブルのように新しい技術が予防健康づくりの分野においても次々と起こっています。こうした新たな技術をわが国の医療に役立てていくという考え方についてはどのようにお考えですか。

今村 ご指摘のウエアラブルのように、昔ではできなかった身体の機能、例えば脈拍や血糖値、あるいは酸素飽和度などを測定できる技術が民間事業者によってどんどん具現化されていることは、非常に有益なことです。ただ、それらは「医療」ではなく、あくまでご本人が自分の身体の機能をチェックして、異常があったときに医師が診断をする上での早期の情報提供の役割だと言えるでしょう。

——つまり、医療の本来の部分と、医療に関わる周辺サービスの部分をきちんと分けることが大事だ、というわけですね。

今村 例えば、多くの皆さんが医師に診断してもらう前に、血圧や体温を測っていきますよね。こうした行為と考え方は全く同じで、技術の進歩によって、増えた身体の機能の情報を、医療機関にきちんと見せていただく。その上で、「医療」が必要な方には適切な「医療」をわれわれが提供していくということが重要だと思います。

■ 健診データは、国民共有の財産であると同時にインフラでもある

——ビッグデータの活用について、日本医師会の見解を教えてください。

今村 日本医師会は、以前から「生涯保健」ということで、生まれてから亡くなるまでの健診情報をきちんと自分でデータを管理できるようにすべきだと提唱しています。

ただし、データにおいては、精度が非常に大事だと思っていまして、単

に出てきた標準化されていない数字を比べても意味のある解釈は出てこないと考えています。また、わが国には、生涯にわたって多数の健検診が存在します。しかし、それぞれの健検診は実施責任の所管や根拠の法律も違っているため、一生涯にわたって自分のデータを活用できる枠組みが非常に弱い状態となっています。

──座談会でもPHRの視点で、同様な課題が指摘されていました。

今村　今述べたように制度が縦割りになっていて所管する省庁も別々になっています。さらに、国と地方自治体の役割もまた別です。すると、ある健診データは、5年保存の義務があるけれども、別の健診データでは異なる保存期間が設定されているというケースが出てきてしまいます。また、電子化するためには当然負担がかかるので、そのコストを誰が支払っているのかという基本的なルールからきちんと整備していくべきでしょう。

──確かにそうですね。

今村　現在、特定健診のデータは、保険者が変わった場合に5年間しか保存義務がありません。つまり、5年間経過した後、どうするのかという問題はクリアされていないわけです。従って、例えば、紙ベースで違うところに預けるとか、保険者が民間の事業者に預けた場合、個人は、その民間事業者からは有料でデータを取るのかなど議論の焦点が拡散しがちになります。最後には「私のデータを預けるなんて、誰が了解したのですか」といった話になって、議論がストップしてしまうのです。

──結局、「データ化してそれを活用すれば素晴らしいものができるのでは」という理念だけでは厳しいということですね。従って、誰が実行するのかという主体と、コストを誰が負担するのかということも詰めておく必要がある、と。

今村　その通りです。ビッグデータの活用についても、考え方はよいのですが、いざ仕組みとして動かそうとすると、具体的に解決しなければいけない課題がたくさんあって、それがないままに議論していても仕方がないように思えます。

──何かうまい方法というのはないものでしょうか。

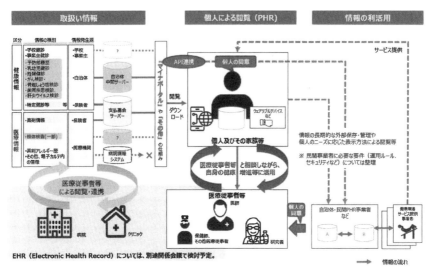

PHR の全体イメージ　　　　　　　　（出典：厚生労働省「健康・医療・介護情報利活用検討会」資料）

今村　例えば、英国では、医療データは、NHS（国民保健サービス）で国が全部コンピュータを医療機関側に用意して、回線使用料も全部面倒を見る仕組みで、診療所の医師は、診療が終わったら電子カルテのような決められた書式にデータを入力し、全て NHS に送る仕組みで、入力に対するインセンティブもきちんと医療機関側に反映されることになっています。

　一方、日本の場合、「データを医師からきちんと提出させましょう」というような話をいくら言われても、結局「誰がその負担を負っているのですか」ということになってしまうわけですね。さらに電子カルテ同様、規格がバラバラで統一できないということになってしまっています。健診データのようなビッグデータは、国民共有の財産であり、インフラと言っても過言ではないと言えるでしょう。従って、インフラを構築していく以上、原理原則をしっかり詰めて実行しないと、バラバラなものがいったん動き始めてしまって、後から統一しようとしても、本当に難しい結果になってしまうと思います。

国民一人ひとりに"かかりつけ医"が基本

──もう一つ、今回、コロナ禍で注目されたのが、ICT 技術を生かしたオンライン診療です。オンライン診療についての見解を伺いたいのですが。

今村　まず、日本医師会の大前提としては、国民一人ひとりに「かかりつけ医」を持ち、診療するにしても、あるいは健康相談をするにしても、かかりつけ医が中心になって一人ひとりの健康管理を進めるべきだと考えています。と言いますのも、医療においては、実際に患者さんを診ないと、分からないことがやはり多いからです。

　まず、オンライン診療（doctor to patient）は、一般的に医療へのアクセスが悪く、他方で、ICT が急速に発展した国で進んできた経緯があります。つまり、医師になかなかかかれないような環境にある人たちが、スマホ画面上で医師と患者が、対面で相談したり、診療してもらって薬などを送ってもらうという仕組みなのです。ご指摘のように、コロナ禍でオンライン診療は脚光を浴びていますが、そもそもオンライン診療が、医療全てを取り仕切るということはあり得ません。

──あくまで、オンライン診療は、医療の一部にすぎない、と。

今村　そうです。従って、当該かかりつけ医がその患者さんの状態が元来十分分かっていて、画面で状態が確認でき、状況はあまり変わっていないので薬を送付するというケースは現実としてあるだろうと思います。重要なのは患者さんのニーズに応えること、つまり離島などにお住まいで、医療を受けたいのに地理的に受けられないとか、通院が困難など物理的に受けられないニーズに対しては積極的に応えるべきです。一方デマンドで、患者さんが「便利だから」といった理由でオンライン診療を積極的に使うのは違うのではないか、と考えています。

──ただ、オンライン事業を取り扱う一部ベンチャー企業などは、今回のコロナ禍を絶好のビジネスチャンスと捉えています。

今村　問題は、いわゆるオンライン診療を扱う事業者ごとにさまざまな条件の差異があり、利用する医療機関側が困っています。もちろん、適正な

競争はあってよいのでしょうが、私は、このままの状態が続くと、海外の大資本が本格的に日本に乗り込んできた場合、全て飲み込まれてしまうことさえあり得ると危惧しています。国が、オンライン診療を一定程度、本

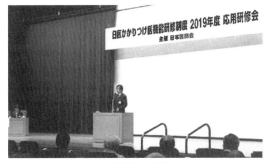

日本医師会かかりつけ医機能研修制度2019年度
応用研修会　　　　　　　　（出典：日本医師会）

格的に考えるのであれば国がプラットフォームを持つなどのインフラ整備が必要だと考えています。

――例えば GAFA などが君臨する米国では、オンライン診療はどのようになっているのでしょうか。

今村　米国では法律が整備されています。これに対し、日本では、当初「オンライン診療を保険診療にしよう」という話があった時に、何のルールもなく進めようとした経緯があります。私どもから「少なくともガイドラインは必要ではないか」と申し上げて、厚生労働省医政局の中でガイドライン作りの検討会が設けられて、オンライン診療の適切な在り方ガイドラインが作られることになりました。これにより、枠組みはでき上ったので、その枠組みの中で進めていくことが求められるでしょうし、現場の医療機関側のニーズに基づいたものかということが常に問われてくるでしょう。

――基本的なことで恐縮ですが、オンライン診療と遠隔医療は異なるものと考えてよいのでしょうか。

今村　そうですね。オンライン診療は遠隔医療の一部で、リアルタイムに医師と患者が ICT 機器を活用して診療を行うことです。一方、遠隔医療は doctor to doctor の情報共有や医療支援を言い、必ずしもリアルタイムで行われなくても良いものです。われわれは、遠隔医療は積極的に進めるべきだという立場を採っています。

■ コロナ禍で見えてきた医療制度の課題

——最後に、今回のコロナ禍で見えてきた医療制度の課題はどんなことだと思われていますか。

今村　もともと、今回の新型コロナウイルスのようなパンデミック感染症が現実のものとなる以前から、日本の医療制度自体にいろいろな課題があり、さまざまな議論がされてきました。例えば、医師に限っていえば、医師の絶対数をどうするのか、診療科や地域の偏在をどうするのか、あるいは病床の問題などが問題提起されてきたわけです。

　地域医療構想の中で都道府県における病床数や病床機能の分化、連携の課題がありました。それらの議論のまさに最中に今回のパンデミックが起こってしまったわけです。頭の中では「歴史的にパンデミックは、一定期間ごとに起こるのだ」ということは分かっていても、実際に医療提供体制を議論する際、パンデミックを前提にしては考えてこなかったというのが現実の姿でしょう。

——なるほど。

今村　コロナ患者を診る医療機関には大変大きな経営上の問題が起きています。さらに直接コロナ患者を診ていない医療機関でも患者が受診を控えるといった現象が起こり、相当に経営的なダメージが出てきています。医療提供体制の課題としては、ある程度の病床の余力が必要だと実感しました。一方、感染症の病棟は特別な存在で、ベッドの数さえあればいいというものではありません。質の高い感染症病床の必要性も再認識しました。

——国との連絡体制という面ではいかがでしょうか。

今村　今回、厚生労働省にもかなり頑張っていただいて、いろいろな支援をどんどん行っていただきました。ただ、実際に現場で医療を行っているのは、地域の医療機関です。地域の医療機関は、地域の医師会に所属していて、医師会から情報を得て、コロナ対応を行います。さらに地域の医師会は都道府県の医師会、都道府県の医師会は日本医師会というルートがあります。一方、カウンターパートである行政は、国があって都道府県があ

って、それぞれの基礎自治体の市町村がある、と。こういう流れの中で、日本医師会と国は、ある一定程度の話し合いはついて、いろいろな仕組みについての了解が取れていても、医師会の情報が会員まで共有されていくルートで、国の情報が本当に同じように速やかに伝わっているかというと、都道府県は都道府県の考え方や理解の度合いが地域により相当差が出てしまうことがありました。最終的には現場から「うちの県ではこんな状況になっている。日本医師会と言っていることが違う」というような話になると、こうした経緯を厚生労働省にお伝えして、厚生労働省から都道府県に対して周知していただくようなプロセスがどうしても発生します。時間的に、現場で迅速な対応がなかなかできないということも経験しました。いかにもありそうな話ではありますけれどもこうした緊急時には、情報共有が速やかにできるような仕組みを国に考えていただきたいというのは強く感じましたね。

──ほかに課題としてはどのようなことが挙げられるでしょうか。

今村　保健所の機能が相当脆弱になっている中、当初、PCR 検査実施の可否を保健所の接触者外来相談センターで判断することになっていたので、問い合わせの多さに保健所の機能がパンクしてしまいました。住民がいくら電話をしてもつながらないということが各地で起こったわけです。単なる PCR の検査能力だけではなく、保健所の体制が十分に PCR 検査に対応できなかったということにつながっていて、改めて保健所の機能の強化が浮き彫りになりました。大きな課題がたくさん見えてきましたので、こうしたことをきちんと総括して、今後に備えることが重要だと考えています。

──ありがとうございました。

参議院議員（明るい社会保障改革推進議員連盟 事務局長）

わが国に予防・健康づくりを
定着させるために、
エビデンス確立に全力を注ぐ

——佐藤議員が、事務局長を務められている「明るい社会保障改革推進議員連盟」（会長：うえの賢一郎衆議院議員・元財務副大臣）では、超高齢社会のわが国において、健康寿命を延伸し、将来現役社会を実現するための報告書をまとめられたと聞きました。まず、議員連盟の名称にある「明るい社会保障改革」とはどういう意味か、教えてください。

佐藤　この議連は、2019年11月に、当時の世耕弘成参議院自民党幹事長、加藤勝信厚生労働大臣、うえの賢一郎衆議院議員を含む自民党有志国会議員約30名で立ち上げました。議連の名称にある「明るい社会保障改革」と

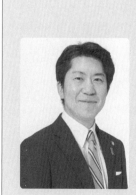

参議院議員
（明るい社会保障改革推進議員連盟 事務局長）
佐藤　啓（さとう　けい）

1979年生まれ、奈良県出身。東京大学経済学部卒業後、2003年総務省に入省。
09年〜11年の間、カーネギーメロン大学行政大学院（公共経営学修士）、南カルフォニア大学ロースクール（法律学修士）修了後、11年茨城県常陸太田市政策企画部長、13年総務部長兼政策企画部長、14年4月総務省自治財政局公営企業経営室課長補佐、9月内閣総理大臣補佐官秘書官、15年総務省自治財政局選挙部選挙課課長補佐、11月総務省退職、16年参議院議員選挙（奈良県選挙区）にて初当選。

は、①ビッグデータやウェアラブル端末など最新のテクノロジーを活用し、効果的な予防・健康づくり推進することで国民の健康増進を図る②国民一人ひとりが健康になることで、生涯現役世代が増え、結果的に社会保障制度の持続可能性が高まる③予防・健康づくりを推進することで、民間のさまざまな優れたサービスが活性化し、成長産業が育成できる——という「３方良し」の明るいビジョンを意味しています。これまでの医療・介護制度は、病気や要介護になってからの対応が中心で、社会保障に関する議論も給付カットや負担増など暗い議論になってしまう傾向にあったのを一掃したいという思いもありました。

——議員連盟としての目標は何を見据えておられるのでしょうか。

佐藤　人生100年時代を迎え、国民一人ひとりが人生を健康に幸せに過ごせるように「百年健幸の国づくり」という目標を設定し、予防・健康づくりを年金・医療・介護・子育てに並ぶ社会保障の「第５分野」と位置付けることを目指しています。

　何よりこのたびの新型コロナウイルス感染症の拡大の中で、改めて健康の価値が再認識されたのではないかと思います。今、命や健康を守ることと、経済活動のバランスをいかにとるかということが国および地方の双方で重要なテーマになっています。ハンドリングは非常に難しい課題ですが、やはり国民の命や健康を守ることを最優先に、経済活動を軌道に乗せていくことが必要だと考えますし、このような中で私たちの議連が果たすべき役割は大きいと思います。

——特に保険者をターゲットにした政策を作られていると聞きました。

佐藤　その通りです。私た

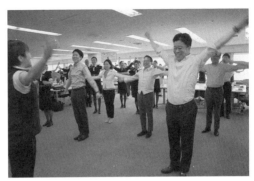

JAL の本気の「ラジオ体操」を体験する明るい社会保障改革議連メンバー　　　　　（2019年 8 月撮影）
手前左から二人目が佐藤啓議員。手前右が加藤勝信顧問、中央が世耕弘成顧問

（出典：日本航空㈱）

明るい社会保障改革推進議連 報告書のポイント（その1）

基本的な考え方

○人生100年時代の安心の基盤は「健康」。全ての国民が健康に活躍できる「百年健幸」の国づくりを目指し、予防・健康づくりを社会保障の「第5分野」と位置付ける。三方良し（個人、社会保障制度、成長産業）の明るい社会保障改革を推進。
○ポスト・コロナの社会では、健康の価値や社会とのつながりの重要性が再認識される。物理的な距離にとらわれず、様々な方法によって人がつながり（「社会的処方」の活用など）、支え合うことで、誰もが健康に活躍できる社会をつくることが必要。
○全ての国民が自然に健康になることが出来る環境を整え、健康格差の解消も図りながら、社会全体で予防・健康づくりを推進。その際、科学的な効果検証と、データに基づく政策の継続的な改善を推進。

改革の三本の矢

エビデンス（科学的根拠）
予防・健康づくりのエビデンス（科学的根拠）を確立・蓄積・活用するために、「大規模実証事業」を継続的に実施。あわせて、効果的な予防政策に関する既存のエビデンスをまとめる。得られた知見を活用して、健康増進と社会経済効果を両立させる効果的な予防・健康づくりを推進。

健康への投資（エビデンスに基づく予防）
医療保険者（医療費の支払者）によるデータを活用した予防・健康づくりを推進。さらに、すべての保険者（国保、介護保険、企業健保、協会けんぽ、後期高齢者広域連合）に対して、インセンティブ措置を講じることで、健康への投資（エビデンスに基づく予防）を促進。

社会全体で健康増進
様々な企業による健康経営・健康投資、医師等による社会とのつながりを処方する「社会的処方」やオンライン診療・服薬指導を推進。あわせて、住宅や交通環境を含めた健康にやさしい、健康的な活動をしやすい街づくりを推進。これにより、健康格差の解消も図りながら、全ての国民が自然に健康になることが出来る社会環境を整える。

明るい社会保障改革推進議連 報告書のポイント（その2）

＜エビデンス（科学的根拠）＞

1．エビデンスの確立・蓄積・活用の促進

（1）大規模実証事業の推進
（2）予防手法のポジティブリストの作成
（3）保健医療科学院の機能強化

＜健康への投資（エビデンスに基づく予防）＞

2．保険者の予防・健康インセンティブの強化

（1）データ活用による保険者共通の役割の強化
①医療保険者と大学等の共同によるエビデンスの構築・蓄積の推進
②医療保険者と事業主が協働した保健事業（コラボヘルス）の実施
③医療保険者とかかりつけ医との協働事業（健診等データによる医療保険者からの受診勧奨とかかりつけ医による診療の提供）
（2）各医療保険者へのインセンティブ

3．地方自治体へのインセンティブの強化

（1）予防・健康交付金の創設

＜社会全体で健康増進＞

4．企業の健康経営・健康投資の促進

（1）企業の健康投資の見える化と市場での評価機能の向上
（2）企業の健康投資の推進

5．医師・医療機関の予防・健康づくりの支援

（1）かかりつけ医と医療保険者との協働事業（再掲）
（2）社会とのつながりを処方する「社会的処方」の推進
（3）遠隔健康医療相談やオンライン診療・服薬指導の推進
（4）予防・健康づくりに有効なアプリの開発・利用促進

6．個人の予防・健康づくりの支援

（1）セルフメディケーション税制の拡充
（2）人間ドック・検診等受診等の税制等による支援

7．国民が自然と健康になれる環境整備

（1）社会とのつながりを処方する「社会的処方」の推進（再掲）
（2）健康増進や見守りに資する住宅の支援
（3）健康的な活動をしやすい街づくりの支援
（4）行動経済学の「ナッジ」の活用

（出典：明るい社会保障改革推進議員連盟）

ちの議連がまず初めにターゲットとして着目したのは、「保険者」と呼ばれる人たちで、その理由は、彼らが医療費を支払う主体だからです。つまり、医療費を支払う人たちが、どうやったら加入者が健康になって、場合によっては医療費が削減できるのか、主体的に健康増進について考えてもらえるような仕組みづくりを考えてきました。具体的には、国民健康保険や介護保険など保険者に対するインセンティブを高めるべく取り組んできました。今後は、これまで以上に予防・健康づくりの主体としての保険者の役割が増していくと考えます。もちろん、予防・健康づくりに取り組む主体は保険者だけではありません。健康経営に取り組む企業や医師・医療機関は大変重要な主体でありますし、住宅やまちづくりにも予防・健康づくりの考え方を取り入れていくべきです。

——今回の新型コロナウイルス感染拡大を受けて、貴議連ではどのような対応をされていくお考えでしょうか。

佐藤　今回の新型コロナウイルス感染症への対応として、「新しい生活様式」を取り入れる中で、ステイホームの掛け声の下、テレワークの推進など家にいる時間が長くなっているわけですから、健康に資する住宅とはどのようなものかということが改めて重要だと実感しました。例えば、コロナ以前からも、住宅にはヒートショックという問題があって、室内の温度差が健康に悪影響を与えることも指摘されていました。さらに視点を広げると、まちづくりの仕方によって、認知症になりやすいまちがあったり、逆になりにくいまちがあったり、まちづくりの方法論によって、地域住民の健康に与える影響が出てくるとの研究もあります。従って、当議連としては、健康増進と住宅やまちづくりの関係を手始めに、健康な空間をどうやって創出していくのかについても議論を深めたいと考えています。

予防・健康づくりは、新たにエビデンスを創出、確立していくことが極めて重要

——貴議員連盟で取りまとめられた報告書は、例えば令和２年度（2020年度）の各省予算や「経済財政運営と改革の基本方針（骨太の方針）」に反

映されるなど、大きな影響力を発揮されていますね。

佐藤　予防・健康づくりのエビデンスの確立・蓄積・活用の促進という見地から大規模実証事業を進めたいと求めてきましたが、20年度予算に盛り込まれることになりました。実施に当たっては、各事業の効果として、介入手法の健康増進効果に加え、社会的・経済的効果（医療費・介護費への影響や労働生産性の就労などへの影響など）についても短期での効果と中長期での効果を測定・解析すべく、実証フィールドの拡大を含め、検討すべきだと考えています。

——**やはり、予防・健康づくりにおいてはエビデンスの確立が不可欠ということになりますか。**

佐藤　ご指摘の通りです。わが国で、予防・健康づくりをしっかりと定着させていくカギは、エビデンスをきちんと確立できるかにかかっていると言っても過言ではありません。従って、むしろ新たなエビデンスを創っていく気概が必要だと感じています。

　エビデンスという言葉はいろいろな意味で使われることが多いのですが、私たちは、「科学的根拠、つまり科学的に因果関係が証明されている」という意味で使っています。医薬の分野は、命に係わるわけですから、例えば「この治療や薬は効果があるのか」といった視点からEBM（根拠に基づく医療）に基づき十分な議論を踏まえて、治療や投薬がなされています。ですから、予防・健康づくりにおいても同じ条件でなければならないでしょう。

——**予防・健康づくりで有効なエビデンスが創出されればよいですね。**

佐藤　実際のところ、もしこれが実行されていけば、かかりつけ医に代表されるような医療機関の姿も変わっていくかもしれないと見ています。現在、医療機関は、病気になったら行く場所ですが、健康なうちからさまざまな相談をして、病気の予防に取り組むような日常的に関わる場所になっていく可能性があります。医療の概念も変わっていくと考えています。もちろん、短期的にこうした予防の取り組みについて、「診療報酬の点数を付けましょう」というのは、少し性急な印象を受けますし、医師の皆さん

予防・健康づくりの効果についてのエビデンスの確立・蓄積

○ 「明るい社会保障研究会」の報告書を踏まえ、厚生労働省・経済産業省で、来年度からの実証に向けて計画を進めている、予防・健康づくりに関する「大規模実証事業」をより強力に推し進める。

○ 「大規模実証事業」で確立されたエビデンスを蓄積・活用できる仕組みを構築し、費用対効果のある予防・健康づくり施策について、保険者インセンティブ制度や特定健診の項目等、各種制度に速やかに反映する。

○ 　海外の事例等の調査を進め、日本において実現可能な効果的な予防手法についてのポジティブ・リストを作成する。

大規模実証事業

| 各実証事業の円滑な実施に向けて支援 | ➡ | 効果のあるものは、速やかに制度へ反映 |

○各事業の効果として、介入手法の健康増進効果・社会・経済効果（医療費・介護費への影響等）を測定・解析
○厚生労働省、経済産業省が構築するプラットフォーム（有識者の参画）でエビデンスを蓄積・活用する仕組みを議論

予防手法のポジティブ・リスト

| 海外の事例等を調査し、エビデンスが確立された政策等を収集 | ➡ | 国内で実現可能なものを「大規模実証事業」として国内でのエビデンスを確立 |

○海外で政策としての費用対効果が高いとされているものを収集し、国内での活用を図る

➡ **エビデンスに基づいて予防・健康づくり政策を進める有機的なサイクルの実現を目指す**

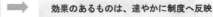

（出典：明るい社会保障改革推進議員連盟）

はじめ医師会を含めてすぐには理解を得られないでしょう。そういう意味でも、エビデンスを蓄積していくことが非常に重要になるわけです。

——なるほど。

佐藤　この関係で言うと、当議連では、新たな取り組みとして、さまざまな家庭環境の中でしっかりとした食事が摂れていないことが病気の原因になっている子供や、独居で他人とのコミュニケーションが少ないことが認知症悪化の原因となっている高齢者など、病気の背後にある社会的な課題に目を向けて解決をしていく、いわゆる「社会的処方（薬ではなく社会とのつながりを処方する）」の推進を提言しています。

　当議連のアドバイザーをしていただいている医師の中にも、「診療の場というのは、生活困窮を発見する場でもある。しかし、医師は患者の生活にまで立ち入ることはできない。生活困窮が原因で病気が悪化したり、糖尿病などの病気のコントロールができなかったりする患者さんに出会うとき、医者としてやれることの少なさに気付き、無力感にさいなまれる」と

お話される方がおられました。

──確かに、そう考えると興味深いですね。

佐藤　そこで、この問題に関連して、当議連では、リンクワーカーという新たな制度の導入も検討しています。かかりつけ医と社会をつなぐコンシェルジュのような役割を果たす人ですね。実は、この分野においては、イギリスが先行していまして、かかりつけ医がいて、リンクワーカーが機能しています。例えば糖尿病になりそうな人がいれば、リンクワーカーが糖尿病患者会を紹介するなどして、情報共有をして「こんなことをすると病状が改善しますよ」といった具体的アドバイスを行います。また、リンクワーカーは、子どもの貧困問題のサポート役としても大きな役割を果たしています。例えば、お母さんはシングルマザーでちゃんとしたご飯が作ってあげられないような場合に「この地域には子ども食堂がありますよ。お母さんと一緒に食べに来たらどうですか」などの提案もします。かかりつけ医とリンクワーカーを育てながら、その人に社会とのつながりを作ってあげることで健康の改善につなげていこうと当議連では考えているわけです。

──リンクワーカーのような制度がうまく機能すればよいですね。

佐藤　ただ、この社会的処方は、イギリスをはじめ取り組みが始まっているものの、病気を予防したり、改善したりするエビデンスがあると言えるまでには至っていないと考えています。まず、モデル事業として推進し、エビデンスが蓄積されていけば、全国にも広げていくことが可能となります。そういった意味でエビデンスを作っていくことが大変重要になるわけです。

──「明るい社会保障改革議連」がターゲットとして挙げられていた保険者に対する20年度予算が付いていますね。

佐藤　私たちの議連が求めていた各保険者へのインセンティブについては、例えば国民健康保険においては、20年度予算として保険者努力支援制度として新規に500億円増額するなどの実績がありました。介護保険の介護インセンティブ交付金についても、議連の提言を踏まえ、20年度予算が200億円増額され、増額分の全てを介護予防や健康づくりの支援に利用されることになりました。ただ、議連としては、もう少し保険者別に細かく

支援措置を講じていく必要があると認識しています。

──詳しく教えてください。

佐藤　保険者を詳細に見ていきますと、今回、国保はお金が付きました。介護も付きました。企業の健康保険組合はもともとある程度お金がありますが、例えば、中小企業などで組織されている協会けんぽは非常に厳しいと見ていまして、次は協会けんぽを支援する仕組みを構築したいと考えています。と言いますのも、どの保険に入っているのかによって、予防や健康づくりの取り組みが全然違うということになると、これは大変な問題になります。保険者同士の格差をできる限り縮小するという取り組みも非常に重要な課題でして、ぜひ政府に求めていきたいと考えています。

「健康投資管理会計ガイドライン」を策定。将来の税制インセンティブを見据える

──企業の健康経営についてはいかがでしょうか。

佐藤　当議連では、従前から企業の健康投資に対するインセンティブを作るべきだと提唱してきました。その理由は、大半の皆さんは、企業で働いているからです。ただ、働いている間は、皆さん健康なのですけれど、退職されてから病気になってしまうことが多いわけです。ですから、健康なときから今後を見据えて、しっかりと予防・健康づくりに取り組んでもらうことが大事だと考え、われわれとしては、企業に対し健康投資に対する税制的なインセンティブを作りたいと思ってきました。

──企業側からすると、健康投資の定義と言いますか、どの費用が当たるかという疑問も出るでしょう。

佐藤　これまで漠然と「従業員の健康を考えていますよ」という考え方でやってきたものを、会社のどういった経費が健康投資という概念に当てはまるかについて整理した「健康投資管理会計ガイドライン」を経済産業省ヘルスケア産業課が中心になって作成してくれました。これにより、健康経営に取り組んでいる企業が、評価・比較できる基準が出来上がったので、非常に意義深いと思っています。（参照：https://www.meti.go.jp/

press/2020/06/20200612001/20200612001.html）

──では、「自分の会社はこれだけ健康投資をしている」ということを、客観的に世の中に“見える化”させることが可能になったというわけですか。

佐藤　はい。「われわれの会社はこれだけ従業員の健康を考えて、生産性を高めようとしています」ということを客観的な基準で公表できることになりますので、企業の将来価値を決める重要な指標になるはずです。従って、次のフェーズは、同ガイドラインに基づいて、現わされた指標がしっかりと労働市場と資本市場で評価されるように PR することが重要になってくるでしょう。次のフェーズでは、ぜひ税制面でのインセンティブも盛り込みたいと思っています。

■ オンライン診療と服薬指導に着目。特に服薬指導はすぐにでも活用できると好感触

──新型コロナウイルス感染の話題が出たので、「ポスト・コロナ時代」というキーワードで皆さんにお話を伺っているのですが、今後、どういったことが必要となると貴議連では見ておられますか。

佐藤　ポスト・コロナという観点で、私たちが議連の中で改めて推進すべきと考えたのは、オンライン診療とオンライン服薬指導です。今回、さまざまな議論がある中で、一部初診も含めて解禁されて、現段階でオンライン診療に取り組んでいる企業や医療機関などから状況をヒアリングすると、例えば皮膚科など、当初、予想しなかった診療科で意外と普及していました。やはり便利なので、多くの皆さんがコロナ禍の中で相当、オンライン診療を体験されたと聞いています。

　一方、医師の皆さんからヒアリングしてみると、どうしても対面でなければと分からないことがあるとのお話も多々あります。医師の使命感としても、直接診て正しい診断をするということが重要だという考えは非常によく分かる話です。今回、厚生労働省ではオンライン診療解禁の成果を定期的に評価することになっています。実際に、どういった分野が安全にオンライン診療できるのかということを、しっかり評価してもらいたいと考

えています。

——オンライン診療をめぐっては、患者側と医師側で意識の差がある印象です。

佐藤　そうですね。もう一つ、経済的な視点も患者側と医師側で意識の差が出やすいところです。そもそも、オンライン診療は、対面に比べると診療報酬が低いので、患者側はできるだけオンライン診療を使いたい。ただ、これをどんどん進めていくと、医療機関としては経営が成り立たなくなります。このあたりのバランスを今後、評価の中で考えていく必要があると思っています。

——一方、オンラインの服薬指導についてはいかがでしょうか。

佐藤　服薬指導は、基本的には診療を踏まえて出されているわけですし、非常に利便性が高まっていると好感触を得ています。

——ほかに何かありますでしょうか。

佐藤　高齢者の方々の外出の機会ですとか、いわゆる通いの場などが、現実的にできないということになると、フレイルとか認知症について影響が出てくるのではないかなと懸念しています。どうやったら、実際に集まることなく、在宅で通いの場やコミュニティを構築していく視点についてもとりまとめていきたいと思っています。

——最後に、ポスト・コロナの視点から地方自治体首長にもメッセージをお願いします。

佐藤　地方自治体の首長の皆さんには、地域住民の健康を守るという観点から、ぜひ国保インセンティブと介護インセンティブの交付金を有効的に使っていただきたいですね。さらに今回、2020年度第1次、第2次補正予算で相当額の地方創生臨時交付金が付きました。申すまでもなく、住民の皆さんはかなりストレスを感じながら暮らしておられるので、ぜひ、長期的な視点で、予防・健康づくりにも活用していただくことをお願いしたいと思います。当議連もできるだけ各地方自治体のモデルケースを紹介していけるよう情報発信にも努めていきたいと考えています。

——ありがとうございました。

国立研究開発法人　日本医療研究開発機構

健康長寿社会の実現に向けた AMEDのヘルスケア分野 における取り組み

——社会の高齢化率が急速に高まる中、医療はもちろんのこと介護から高齢者の住まい、病気予防や未病改善、健康増進といったヘルスケア分野への関心が高まっています。医療分野における基礎から実用化までの研究開発を行う日本医療研究開発機構（以下AMED）でも本分野の研究開発は進められていますが、改めてAMEDの概要についてお聞かせください。

竹上　AMEDは医療分野の研究開発の成果を一刻も早く実用化し、患者さんやご家族の元にお届けすることをミッションとして、2015年に設立されました。基礎から実用化までの研究開発が切れ目なく行われ、その成果

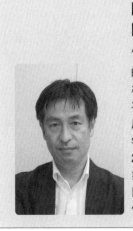

国立研究開発法人　日本医療研究開発機構
医療機器・ヘルスケア事業部部長

竹上　嗣郎（たけがみ　しろう）

昭和43年2月16日生まれ。大阪府出身。京都大学工学部卒業、京都大学大学院工学研究科修了。
平成4年通商産業省入省、22年経済産業省商務情報政策局サービス産業課医療・福祉機器産業室長、23年東北大学未来科学技術共同研究センター副センター長（教授）、25年経済産業省製造産業局鉄鋼課製鉄企画室長、27年産業技術環境局産業技術政策課技術政策企画室長、28年大臣官房参事官（イノベーション推進担当）（併）技術評価室長などを経て、31年4月より現職。

国立研究開発法人 日本医療研究開発機構 医療機器・ヘルスケア事業部部長　竹上嗣郎

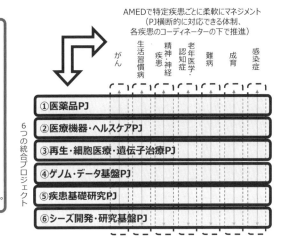

第二期健康・医療戦略、中長期計画に定められた
6つの統合プロジェクトでの研究開発の推進

AMEDで特定疾患ごとに柔軟にマネジメント
（PJ横断的に対応できる体制、
各疾患のコーディネーターの下で推進）

- ○モダリティ等を軸とした6つの「統合プロジェクト」を定め、プログラムディレクター（PD）の下で、関係府省の事業を連携させ、基礎から実用化まで一元的に推進。
- ○疾患研究は統合プロジェクトを横断する形で、各疾患のコーディネーターによる柔軟なマネジメントができるよう推進。
- ○健康寿命延伸を意識し、「予防／診断／治療／予後・QOL」といった開発目的を明確にした技術アプローチを実施。

6つの統合プロジェクト

がん　生活習慣病　精神・神経疾患　老年医学・認知症　難病　成育　感染症

- ① 医薬品PJ
- ② 医療機器・ヘルスケアPJ
- ③ 再生・細胞医療・遺伝子治療PJ
- ④ ゲノム・データ基盤PJ
- ⑤ 疾患基礎研究PJ
- ⑥ シーズ開発・研究基盤PJ

が円滑に実用化されるよう大学や研究機関などが行う研究を支援し、そのための環境の整備にも取り組んでいます。設立から5年、医療機器、医薬品分野などにおいて、さまざまな成果が上がってきています。20年度から24年度までの5年間を第2期として、三島良直理事長のもとで新たなスタートを切ったところです。

　AMEDでは、これまで医薬品や医療機器といったモダリティを中心とした研究開発とがんや生活習慣病といった疾患に対する研究開発を複合的に組み合わせて取り組んできました。第2期では、そうした取り組みをさらに進めるために、①医薬品プロジェクト、②医療機器・ヘルスケアプロジェクト、③再生・細胞医療・遺伝子治療プロジェクト、④ゲノム・データ基盤プロジェクト、⑤疾患基礎研究プロジェクト、⑥シーズ開発・研究基盤プロジェクト——という六つのプロジェクトを軸にした総合プロジェクトを進めています。その中で、特定の疾患分野をマネジメントできる体制を構築することで、がんや生活習慣病、精神・神経疾患、老年医学、認知症、難病、成育、感染症など、それぞれの疾患状況に着目したコーディ

ネートを進める仕組みとしています。その中で、われわれ医療機器・ヘルスケア事業部では、健康長寿社会を実現させるためのプロジェクトを医療機器だけでなくヘルスケア分野においても創出できるよう活動しています。

■ AMED の進めるヘルスケアプロジェクト

——**医療機器・ヘルスケアプロジェクトでは具体的にどういった事業を進めているのでしょうか。**

竹上　医療機器・ヘルスケアプロジェクトについては、2020年度、約121億円の政府予算をいただいています。将来の医療福祉分野のニーズを踏まえて、ロボット技術などを活用した革新的医療機器開発として複数の省庁に予算を計上していただいています。例えば、文部科学省事業として「医療分野研究成果展開事業」を、経済産業省事業としては中小企業による高度管理医療機器などの開発・事業化や国際展開を支援するプロジェクトの「医工連携イノベーション推進事業」や先進的な医療機器システムの開発、あるいは共通領域における基盤的な技術を支援する「先進的医療機器・システム等技術開発事業」、ヘルスケアの観点から介護事業の増加や慢性的な人手不足といった社会課題をロボット技術によって解決する「ロボット介護機器開発・標準化事業」があります。

　また厚生労働省事業としては、医療や医薬品、再生医療などにおけるがんに特化した早期診断や予防についての医療機器開発を進める「革新的がん医療実用化研究事業」（医療機器）や大学や研究機関を指定して、医療機器開発人材の育成に取り組む「次世代医療機器連携拠点整備等事業」があります。総務省事業として、8Ｋ内視鏡の開発など「医療・介護・健康データ利活用基盤高度化事業」にも取り組んでいます。AI・IoT技術や計測技術、ロボティクス技術などを融合的に活用し、診断や治療の高度化のための医療機器・システム、予防・高齢者 QOL（Quality of Life：生活の質）向上に資する研究開発も支援しています。

——**いくつかの事業について伺わせていただきます。まず「医療分野研究**

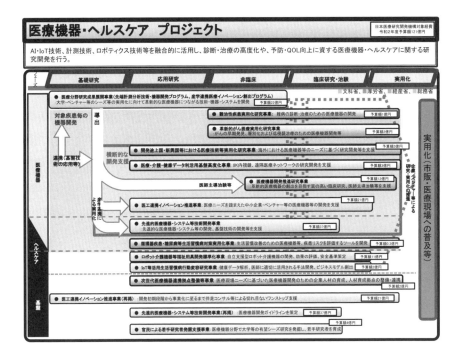

成果展開事業」とはどういった事業なのでしょうか。

竹上　医療分野研究成果展開事業は、研究者の独創的な技術シーズを医療機器と医薬品につなげる取り組むプロジェクトです。私は本事業のうち、医療機器分野を担当しています。間口の広い事業なので、企業や大学の研究者から医療機器開発に関する相談を受けた際には本事業を紹介しています。

　本事業には「先端計測分析技術・機器開発プログラム」というプログラムがあり、特に先進的な計測技術関係のプロジェクトに特化して支援しています。目に見えない、あるいは手の届かない人体の部位をどのように計測し、予測し、推測し、その状況を見極め、治療に結び付けるためには、革新的なセンサーや計測技術が必要になります。医療分野は工学のように、中身を見るために、試しに叩いて、割って、切ってみるわけにはいきませんので、そうした点から先端計測分野の技術は非常に重要であると考えています。

　そして本事業には、アカデミー発の技術シーズを産業界で円滑、かつ効果的に実用化させるための産学連携による研究開発を支援する「産学連携医療イノベーション創出プログラム」があり、両プログラムともに文部科学省の事業として取り組んでいるところです。

——**先端計測分析技術とは、具体的にはどういった技術なのでしょうか。**

竹上　これまでの技術事例の中で評価・関心が高かったものとして、血管内の閉塞、血栓などにより詰まった血管や血流を物理刺激ではなく、電気刺激によって回復・改善させるといった技術があります。この技術は第3回日本医療研究開発大賞のAMED理事長賞を受賞しましたが、血管の閉塞を薬で改善したり、ステントで血管を広げるといった処置ではなく、そうした物理的な対応ができない細い血管にも対応可能です。本事例では網膜への処置も可能であることが注目されており、国内のみならず、海外でも特許を出願して実用化に向けた取り組みを進めています。

——**また人材育成に向けた取り組みとして「次世代医療機器連携拠点整備等事業」があるとのことですが、これはどういった事業なのでしょうか。**

竹上　本事業の前進である「国産医療機器創出基盤整備事業」では全国11機関における人材育成活動に支援を行ってきました。昨年度に事業名を次世代医療機器連携拠点整備等事業として新たにスタートし、北は北海道から南は大分までの全国14機関、それぞれの特徴を生かした人材育成に取り組んでいます。医療機器開発については工学的なアプローチも必要になりますので、ものづくりに適した工房や3Dプリンターを使用できる工房を整備し、医療分野にはなじみのない方々にも実際に現場に立ち会っていただく機会も設け、さまざまな講習や講義、見学会なども実施しています。これら14機関が周辺地域の医療機器開発を目指す人材のハブになること、そして、これら14機関の相互連携を多いに期待しています。

——**健康寿命を左右するものの一つに生活習慣病の有無があります。生活習慣病の予防に向けた取り組みについてはいかがでしょうか。**

竹上　これまで生活習慣病の予防・対策については「循環器疾患・糖尿病等生活習慣病対策実用化研究事業」という、その名の通り、疾患に着目し

国立研究開発法人 日本医療研究開発機構 医療機器・ヘルスケア事業部部長　竹上嗣郎

「次世代医療機器連携拠点整備等事業」における医療機器開発人材育成

　令和元年度より開始した次世代医療機器連携拠点整備等事業において、新たに採択された14の医療機関にて医療機器開発の人材育成の拠点整備の事業を開始した。

№	補助事業 代表機関	補助事業 課題名
1	国立大学法人北海道大学	国内唯一※カダバーラボで医療機器開発が可能な拠点
2	国立大学法人東北大学　※	拠点を基点とし、地域と世界をつなぐhub and spoke形成型拠点整備事業
3	国立大学法人筑波大学	国際展開を視野に次世代医療機器を研究開発できる人材の育成拠点整備事業
4	国立研究開発法人国立がん研究センター	がんの診断・治療・緩和におけるアウトカム向上に帰する医療機器創出を目指した 拠点整備事業
5	学校法人東京女子医科大学　※	世界産品創出のために医工融合Finisherを錬成する新結合拠点整備事業
6	国立大学法人信州大学　※	地域のステークホルダーと連携して一貫型支援を行う信州型医療機器開発拠点
7	国立大学法人京都大学	医療・福祉等ニーズ起点で次世代医療機器開発を担える起業家精神を持つ 人材の育成拠点
8	国立大学法人大阪大学医学部附属病院 ※	熱意ある企業に熱意ある臨床医が寄り添う医療機器開発拠点整備事業
9	国立病院機構大阪医療センター	全医療職ニーズ/シーズ収集をワンストップで実現する次世代医療機器連携拠点
10	国立大学法人神戸大学医学部附属病院 ※	医療機器開発における "日本型エコシステム" 推進を目指した拠点整備事業
11	国立大学法人岡山大学　※	オープンイノベーションと事業化推進を目指した医療機器開発中核拠点整備
12	国立大学法人鳥取大学　※	「山陰から全国へ」地域密着型医療機器開発拠点の展開プログラム
13	国立大学法人広島大学	国際競争力を飛躍的に高める普遍的医療機器開発を目指した拠点整備事業
14	国立大学法人大分大学　※	地域に密着した医療現場の開放と医療機器開発情報ネットワーク拠点形成

※　国産医療機器創出促進基盤整備等事業にて拠点整備を行った医療機関

た取り組みが行われてきました。本事業では、生活習慣の管理、健康診断・保健指導、さらには生活習慣病の病態解明や治療法の確立から生活習慣病患者の QOL の維持・向上といった幅広いテーマを対象に一貫した研究開発を推進してきました。生活習慣病とも深い関わりがあるといわれている認知症とその予防対策にも貢献する取り組みも行っています。

　現在、認知症の治療については薬で治す、あるいは状況改善に向けた指導をするといった対応があります。しかし、認知症の予防にあたっては生活と一体不可分であることから、患者自身が自らの行動を変えていかなければいけません。例えば、運動や外出を勧められても、本人にその気がなければ実行には移せませんので、行動するように意識を変える、われわれは「行動変容」と言っていますが、認知症を予防するために行動変容を促すようなプログラムを実施するというのが事業内容になります。

──認知症については、その前段階「軽度認知障害（MCI）」での対応が重要になるとも聞いています。

竹上　そうですね。その状態からケアをしていく必要があると考えていま

すし、そうした予防にも積極的に取り組んでいく必要があるとも考えています。予防といっても、そのアプローチはさまざま考えられていますが、そうした対応をどの時点から進めるのかが問題になります。

　また同様の問題は認知症だけではなく、がんや生活習慣病にも言えます。これら前段階でのアプローチは広い意味でいえばヘルスケアと捉えることができますので、ヘルスケア分野において、どのような取り組みを、どの段階から具体的に進めていくのか、AMED 第2期における大きな課題と考えています。

　そのため、予防や診断、治療、そして予後や QOL の在り方をプロジェクトの中でしっかりと意識して対応する必要があると考えています。

――少子高齢化が進む中で必須となる介護事業。担い手不足問題を解決する方法としてロボットの活用には関心が高まっていますが、「ロボット介護機器開発・標準化事業」についてお聞かせください。

竹上　ロボット介護機器の開発については、現場の課題を解決するべくいち早く最先端の技術を届けることも重要ですが、一方で既存の技術を製品化する開発補助といった面も重要です。少子高齢化が進む中で介護に携わる人材の確保が難しくなっていますので、高齢者の自立支援と介護者の負担軽減に向けた取り組みも非常に重要です。

　本事業は経済産業省と厚生労働省の連携事業になりますが、15年度から19年度までに67件の支援を行い、20製品ほどが市場に投入されています。製品化されたものとしては、住宅の構造上、寝室からトイレまでに距離がある際に、改築するのではなく、寝室のそばに設置できるトイレ装置ですとか、高齢者の歩行を支援する機器や介護者のサポートをする機器を開発して製品化に結び付けています。

――これまでの事業においても ICT や AI の活用がありましたが、昨今関心を集めているものに 5G があります。ヘルスケア分野における 5G の活用についてお聞かせください。

竹上　5G の活用については、もちろん視野に入れています。医療機器への適用においては、情報伝達が早くなると、リアルタイムに近い状態で情

報提供を受けることができるようになります。高画質の8Kと合わせて、多くの情報を盛り込んだ画像がいち早く確認できるようになれば、遠隔医療などにおいても非常に有益なものになるでしょう。遠隔医療は5Gの普及・進展によって相当変わっていくと考えています。現在、新型コロナウイルスの影響もあって遠距離対話なども浸透してきていますので、状況の変化はこれまで以上のスピードで進んでいくことは確実です。またVR（Virtual Reality）も進化していますので、これらに加えてAIのサポートが入るようになれば、情報処理（判断、実行）のスピードはこれまでとは比較にならないものになります。医師が病院にいながら遠隔地の患者の診断ができるようになるのは当然として、ロボットを介した診療や手術が一般化することも決して不可能ではないでしょう。

新型コロナウイルスを経てのヘルスケア分野における感染症対策

——現在、全世界で新型コロナウイルスが猛威を振るっています。本状況を踏まえたヘルスケア分野における感染症対策としてはどういったものがあるのでしょうか。

竹上　新型コロナウイルスについては、医薬品開発とあわせて、人工呼吸器や人工心肺といった医療機器開発のニーズも高まりました。そのため経済産業省において、感染症対策における医療機器開発として約110億円がAMED向けの補正予算として計上され、現在、取り組んでいるところです。簡易的な人工呼吸器や人工心肺装置など構造上は短期間の使用を想定している医療機器の長期使用に向けた開発をはじめ、担当医師や院内感染を防ぐための空気清浄機や直接の接触を防ぐような装置・技術の開発など、感染リスクを軽減させるような体制や環境づくりに向けた医療機器の開発、早期の社会実装を目指しています。

ヘルスケア分野におけるAMEDの今後の展望

——「人生100年時代」という言葉があるように、長い人生を充実したものにするためにはさまざまな取り組みが必要になってくるかと思います。最

ヘルスケアとはライフコースにおけるキュアとケアのバランス

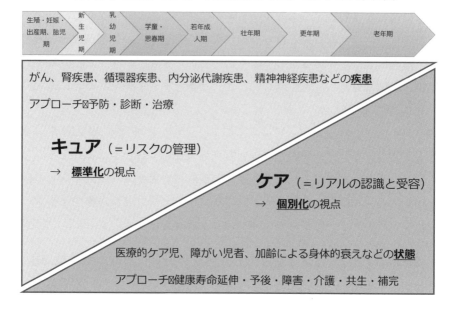

後に AMED のヘルスケア分野における今後の取り組みや展望などについてお聞かせください。

竹上　人が生まれてから学童期、青年期、成人期、壮年期、更年期、老年期と人生が進む、さまざまな時点でヘルスケアとの関わりがあります。身近なところでいえば歯や眼、あるいは膝や腰について、若い時には問題なかったとしても、年齢を重ねるうちに負担がかかり、思わぬ障害がおこる場合もあります。そうしたリスクに対応したキュアとともに、リスクを負わないためのケアも重要です。高齢化の進展により、健康寿命の延伸、養護や障害、介護など個別の事情に応じた対応が必要になります。ヘルスケア対応を細かく年齢ごとに行っていくのも現実的ではありませんし、男女で分けるものでもないでしょう。人生100年といわれる中で、ライフコース全体を通じたヘルスケアの在り方を考えていく必要があり、キュアとケアのバランスを取った取り組みを進めることがヘルスケア分野の難しさであろうと考えています。

国立研究開発法人 日本医療研究開発機構 医療機器・ヘルスケア事業部部長　竹上嗣郎

　今後のヘルスケアの方向性を示すものの一つに2025年に開催される大阪万博があると考えています。万博では「いのち輝く未来社会のデザイン」をキーワードにしていますので、今後のヘルスケアの在り方を示すさまざまな取り組みが発信されるのではと期待しています。全世界の共通テーマでもあるヘルスケア。万博で供されるのが技術なのかサービスなのかは分かりませんが、これからの社会、健康で長生きできる社会の実現に向けた方策が打ち出されるのであれば、AMED としても新たなプロジェクトを立ち上げる必要もあるかもしれません。

　最後に、政府が推進するムーンショット型研究開発事業においても、ヘルスケアと切り離せない取り組みであり、重要です。40年と若干先をにらんだ研究開発が、科学技術振興機構（JST）や新エネルギー・産業技術総合開発機構（NEDO）などでスタートしており、AMED においても、「2040年までに、主要な疾患を予防・克服し、100歳まで健康不安なく人生を楽しむためのサステイナブルな医療・介護システムの実現」という政府目標のもと、将来を見据えた長期プロジェクトに取り組みます。

　今後のヘルスケア分野の進展に向けて、ヘルスケア関連の長期プロジェクト（ムーンショットプロジェクトに関連するもの）と合わせて、2025年大阪万博での発信などを通じて、人生100年時代に貢献していけるような取り組みを実施していければと考えています。

■国立研究開発法人　日本医療研究開発機構
（Japan Agency for Medical Research and Development）

所 在 地┃〒100-0004　東京都千代田区大手町 1-7-1 読売新聞ビル20階（総合受付）
（本　社）　TEL：03-6870-2200（代表）　FAX：03-6870-2241
代 表 者┃理事長　三島良直
設　　立┃2015年 4 月 1 日
資 本 金┃1,268億円（2020年度決定）
従業員数┃全体職員（役員含む）571人（2020年 1 月現在）

社会福祉法人 聖隷福祉事業団

付加価値の高い医療情報を
提供できる医療情報サービス業
への進化を目指す

——社会福祉法人聖隷福祉事業団は、今年で設立90周年を迎えられると聞きました。まずは、貴事業団の沿革についてご説明ください。

福田　私ども聖隷福祉事業団は、1930年に浜松市で創業しました。当時、まん延した結核に苦しむ市井の皆さまを何とかお助けしたい、特に社会の一番弱い方々に対して、どのようなことをして差し上げられるかという奉仕の精神がスタートの原点で、結核療養所から病院へと発展し、現在も当事業団の中核組織の一つになっています。創業当時、結核は、死に至る恐ろしい病気で、労咳と呼ばれ、差別なども起こっていました。そこで、当事業団では、設立当初から結核感染拡大の対策が必要と考え、結核検診を積極的に行ってきました。この仕事が後に生活習慣病予防、人間ドック、労働安全衛生、健康増進などの事業を包括した保健事業部になりました。

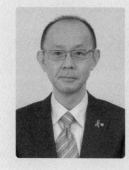

社会福祉法人 聖隷福祉事業団 理事
専務執行役員 保健事業部長
福田　崇典（ふくだ　たかのり）

1954年東京都生まれ。86年東海大学大学院医学研究科卒業。医学博士 社会医学系指導医 日本産業衛生学会指導医。2004年社会福祉法人 聖隷福祉事業団 理事 保健事業部長。06年聖隷福祉事業団 常務執行役員、17年専務執行役員、現在に至る。

さらには、介護保険対応の入所施設、在宅サービス事業、有料老人ホーム事業や保育所、障害者施設などの医療・保健・福祉・介護サービスを柱とした総合的なヒューマンサービスを提供する「複合体」として1都8県で161の施設を展開しています。

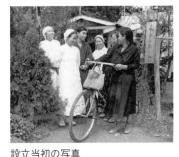

設立当初の写真
（出典：聖隷福祉事業団）

——今回、「予防・健幸都市」を目指す浜松市が提唱する「浜松ウエルネスプロジェクト」にも参加される意向を示されていますね。

福田　われわれにとって、最も重要なことは地域に根差すということだと考えています。この90年間に、浜松において、聖隷が成し得たことは、常に地域で何が必要とされていて、われわれに何ができるかということを地道に、実直に積み重ねてきたことでした。そのおかげをもって、この地区でこれだけの大きな集団に成り得たと思います。また、前述の通り、われわれは創業当時から結核感染拡大対策に注力してきた歴史があり、その精神は今も脈々と受け継がれ、現在の生活習慣病対策などの予防医療につながっています。

　今回、浜松市が全国に先駆けて「予防・健幸都市」を目指すということは大変意義あることで、われわれも積極的に参加し、協力したいと思っています。

——具体的に、どのような形で参加されていくのでしょうか。

福田　われわれが持つ医療、保健、福祉、介護というフィールドを提供し、プロジェクトに参画するさまざまな企業と共に浜松市民にとって役立つ実証実験をお手伝いしたいと考えています。これまでもわれわれは多くの企業と連携し、企業から固有の技術を提供していただく形で、例えば遺伝子医療、AI（人工知能）などの分野で研究・協議を積み重ねてきました。場合によっては臨床研究もあり得るでしょう。その際は、国立大学法人浜松医科大学にも倫理委員会などで協力していただきたいと思っています。

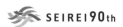

●医療　病院 7【2911床】　総入院患者数　　　903,356人/年
　　　　診療所：7施設　総外来患者数　　1,235,538人/年
　　　　　　　　　　　　　　総手術件数（入外）　 23,264件/年

●保健　健診施設 4　総健診受診者数 764,510人/年 ⇒ **約76万件の健診データの蓄積**

●介護サービス　有料老人ホーム等 12　・**特養ホーム 18**
　　　　　　　　　　　　【3077戸】
　（内 WAC事業3施設・運営受託のケア付き高齢者住宅含む）　　介護老人保健施設（3施設）
　　　　　　　　　　　　　　　　　　　　　　　　　　　　　経費老人ホーム（4施設）

●福祉　訪問看護ST 18　・**こども園等 16**
　　　その他在宅サービス事業（46施設）
　他 身体障害者療護施設・救護施設等（25施設）

上記施設数には、共同事業、受託事業、地方自治法に基づく指定管理施設を含みます。　　　　※実績値は2019年度データ、施設・許可病床数は2020年4月現在

聖隷福祉事業団の事業　1都8県で161施設・352事業を展開している。

（出典：聖隷福祉事業団）

——「浜松ウエルネスプロジェクト」は、浜松医大も参画されるスキームになっています。

福田　浜松医大の参画は非常に重要だと言えるでしょう。と言いますので、浜松でゲノム医療やAIなど将来の医療技術には、浜松医大を中心とした「学」、そしてわれわれ「民」、さらに企業の持つ技術やノウハウを融合しながら構築していくと言えるからです。

　実は、浜松地域で開業されている少なからずの先生方は、われわれ聖隷福祉事業団の病院（聖隷三方原病院・聖隷浜松病院）で勤務経験があり、診療所と病院が上手く連携できる関係にあります。さらに言うと、われわれの病院で勤務するドクターの多くは浜松医科大学が輩出しています。つまり、学とわれわれ民との関係も非常にうまく機能しているのです。従って、浜松医大は、浜松地域における医療技術の研究と人材供給の両面で非常に大きな役割を果たしていると言えるでしょう。

■ 患者にいかに上質なデータを提供できるかが今後のポイント

——今回、「ヘルスケア・イノベーション」を刊行するにあたり、先ほどお話された遺伝子医療、AI（人工知能）についての研究について詳しくお話を伺いたいのですが。

福田　そもそもこうした研究は、聖隷福祉事業団が単独でできる仕事では

ありません。そこで、現在、さまざまな企業と組んで研究・協議を進めています。

　ある企業とは遺伝子解析によるプレシジョン・メディスン（精密医療）についての協議を重ねています。プレシジョン・メディスンとは、「それぞれの患者に合った最適な治療を行う医療」を意味し、がん治療の分野で最も進んでいると言われています。皆さん、顔が違うように体質も違うわけです。ですから、われわれがフォーカスオンするところは、患者によって違って当然なのです。「この方は特に心臓を診なければいけない」「この方は胃腸系を診なければいけない」など個別化された情報が必要になってきます。こうした場合、遺伝子情報が非常に役立ちます。この分野では、一つの国立大学医学部と、また一つの民間企業と手を組んでいます。医学部との共同研究では、遺伝子多型と各疾患との関係性を調べています。こうした疾病の要因と発症の関係性を調べる手法をコホート研究（cohort study）と言いますが、10年以上にわたり行っています。もう一つは、遺伝子そのものを診る技術を予防医療に展開するための協議をある企業と行っています。この協議は2年前から行っていて、2021年度から一部を事業として展開しようと思っています。

──AIについてはいかがでしょうか。

福田　AIは診断法、特に画像診断について研究を進めています。こちらの方も現在、2社と提携してAIを応用した画像診断の研究を進めています。これは、結構早いうちに社会実装できると見ています。

　また、これら先端的切り口とは違いますが、エネルギーや通信といった社会インフラサービスを提供している企業と組んで、そのサービスにさらなる付加価値を付け加える形として、当事業団の医療・保健・介護事業サービスを提供することなども行っています。

──さまざまな研究が進んでいるのですね。聖隷福祉事業団では、今後の戦略をどのように見ておられますか。

福田　われわれは、付加価値の高い医療情報を提供できる高度な医療情報サービス業に進化していくことが必要だと考えています。具体的には二つ

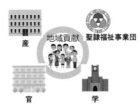

・時代や社会ニーズに応える先駆的な取組み（データ活用、AI・ロボット）
・地域のまちづくり、産業発展へ貢献（ゲノム、遺伝子医療、医工連携）

聖隷の先駆的な取り組みと最高のサービスの提供
（出典：聖隷福祉事業団）

のアプローチがあり、一つは治療からという面が挙げられます。例えば、ある一つの疾患に対してAという手術を実施してこういう結果になった。Bという手術ではこうだった。このように一つの疾患に対する異なる術式の結果を比較し、より最適な術式を選択できるようになります。薬剤についてもみんなデータ化され、より最適な薬剤を使用できるようになります。このように治療全体が「データ化」され、可視化されていくのです。

——先ほど、プレシジョン・メディスンでご説明されたような患者によって個別化された情報が必要になるということですね。

福田　そうです。もう一つのアプローチは、人間ドックなどの健診事業などは、まさにデータそのものと言えるでしょう。健診事業だけでも年間70万件のデータが蓄積されており、これを各企業の職場ごとに切り分けて、例えば生産ライン現場、あるいは事務職と、同じ企業の中でも全く違う業種の特性を拾い出して、役立つ形に医療情報を加工し、企業にお返しする。もちろん、各企業の健康経営につながっていくように専門的な付加価値も提供していく必要があります。

——専門的な付加価値の創出こそ、貴事業団の強みになる、と。

福田　はい。ポイントは、可能な限り上質なデータを収集し、役立つ形に加工し、その情報を提供できるか否かということです。一口にデータと言ってもピンキリで、精度の低いものから非常に高いものまでどうしても、医療・健診機関の質により玉石混交になっているのが現状です。従って、求められるのは、最高精度のデータを集積してきちんと分析する能力。さらにそのデータを分析・加工し、きちんとクライアントの皆さんが理解できるようにお返しする能力が必要になります。

——なるほど。医療情報サービス業と言われた理由がよく分かりました。

福田　当然ながら、クライアントの皆さんは、医学的な専門知識が充分にあるわけではありません。ですから、こちらから提案という形で医学的データから見える各個の姿を分かりやすく説明して差し上げることが極めて重要になります。個人に対しても一般的・総論的なアプローチではなく、「あなたはこうですよ」ということで、そのデータを活用してアドバイスをしてあげる。そして、そのデータが大きければ大きいほど確度が増していくというわけです。まさに「ビッグデータ」ですね。このビッグデータをマイナンバーとひも付け、さらにはわが国の誇る皆保険制度で集積したレセプトデータと突合すれば、世界に類のない貴重な知見になります。また産まれてから亡くなるまでの医療情報を一元管理できれば、国民にとっても大変、有益なものになるでしょう。現況では、乳幼児期、学童期、就労期、退職期などの人生の各ステージで医療情報も区切られ、分断されていて、バラバラな状態ですから非常にもったいないと思います。

医療崩壊を起こさないために

──ところで、冒頭、聖隷福祉事業団の設立の経緯が、当時流行した結核から人々を守ることにあったと教えていただきました。90年を経た現在、新型コロナウイルス感染が世界をまん延していますが、医療に実際に携わるお立場として、どのようなことが求められているとお考えですか。

福田　私は外科医という立場なので、感染症の専門ではありませんが、一方で、産業医学、公衆衛生については専門範囲なので、その分野からお話しますと、今回の新型コロナウイルス感染で最もクローズアップされた問題は、医療崩壊でしょう。医療崩壊は絶対に起こしてはいけません。

　残念なことに、アメリカのニューヨーク州では医療崩壊が起きてしまっていて、ジョンズホプキンス大学の集計によれば死者が10万人に達している（2020年5月末現在）と報道されています。幸いにして、今のところ、日本では医療崩壊は起きていません。ある意味、幸運な状況だと言えます。もちろん、この理由についてはきちんと検証することが必要になってくるでしょうが、少なくとも現時点で言えることは、病院の持つ機能をき

179

ちんと分化していくことを検討すべきだと思います。

——と、言いますと。

福田　日本は、一般急性期病院（急性疾患または重症患者の治療を24時間体制で行なう病院）が非常に多いのです。ところがICU（集中治療室）に限ってみると、極端に数が少ない。もっと正確に言えば、急性期病院を標榜していても、真の急性期医療を提供している病院が少ないのです。このことは、集中治療（ICU、CCU、HCU）の体制がかなり脆弱である事実からも分かります。

——つまり、ひとたび感染爆発が起きて重症化の患者が増えた場合には立ち行かなくなるリスクもあるということですね。

福田　はい。最終的には、死者を減らすことが最も重要で、一番困るのは、その病気によって死者がどんどん増えること、つまり、アメリカやイタリアなどで起こった現象が一番怖い。それを防ぐには、やはり各病院の持つ機能をきちんと整理する必要があるということでしょうね。

——なかなか難しい課題なのでしょうか。

福田　正直言って難しいですね。例えばICU病床というのは、かなりの数の各科専門医が必要ですが、そのような専門医の数は、確実に足りていません。もちろんICU自体を作ることは簡単です。ベッドを入れて呼吸器やモニターなどの医療機器を用意すればよいのですから。ただ、ICUを運営するためには、前述したようなドクターが多く必要で、さらに手厚い看護を提供するため多くの看護師が必要になります。現実は、それだけのスタッフを擁することは簡単ではありません。

　なぜ、そのような状況になっているかというと、一因として、比較的小規模な地方自治体が一般急性期病院をそれぞれ持ちたいと考え、全国規模で病院設立を進めた時代がありました。医師や看護師などの人的医療資源の調整がないまま病院が増えていけば、いくら医師・看護師の総数が増えても、病院単位では絶対的に医師・看護師不足となってしまい、必要な急性期医療を提供することは不可能です。その端的な例がICU病床の絶対的不足です。また民間病院においても療養型病床を、診療報酬のより高い

急性期病床に変換したことも一因として挙げられるでしょう。このような状況を改善するには例えば、全国で検討が進められている「地域医療構想」の通り地域ごとに、必要な病床機能は何か、例えば療養型が何割で、一般急性期病床はどれくらい必要なのか、あるいは ICU 病床の必要割合はどれほどなのかということを、きちんと精査した上で各病院が持つべき機能を基に各病院を編成しなければ、いつまで経ってもこの問題は解決しないでしょう。

――ある意味、今回の新型コロナウイルス感染は、わが国の医療体制の課題を浮き彫りにしたと言えるかもしれませんね。

福田　その通りです。同様の例として、がん性疾患の場合で説明しますと、がん治療は集学的治療ですから、外科治療も必要ですし、放射線治療、あるいは化学療法、場合によっては免疫療法などの治療を総動員する、片手間にはできないものです。また終末期医療も提供しなければなりません。ところが今は、そのような集学的治療を提供できない病院でも、がんの治療はやろうと思えばできてしまうのです。本来であれば、がん治療は上述したような集学的治療がきちんと展開できるところで行って、集学的治療を提供し得ない病院は、その病院が提供し得る医療に特化すべきです。このような見直しを行い、実際にはさまざまな地域事情もあり簡単ではないことも承知していますが、より質の高い医療を提供したいという医師の立場から理想を申し上げると、現在よりも病院の役割分担を進め効率良くきちんとした医療サービスを提供できる体制を構築すべきだと思います。

――やはり、先ほど福田専務が指摘された機能分化の課題解決は、国・地方自治体・日本医師会・医療法人などが連携することが必要になってくるのでしょうか。

福田　そうですね。わが国には、国民皆保険制度という非常に素晴らしい仕組みがあります。国民皆保険制度という仕組みをうまく守りながら、どうやって最適化した医療を提供していくのかという国民的な議論が必要になるでしょう。また、イノベーションの部分でも最先端の技術や新しい薬

の開発が、国の多くの規制で、どうしても他国と比して遅れがちになります。そのような時間的遅れが発生する状況を国、国民がどう捉えていくのかということも、今回の新型コロナウイルスワクチン開発をきっかけに議論してもよいのではと感じています。

恵まれた浜松の医療体制

——浜松の場合は、いかがでしょうか。浜松医大を核にして、聖隷三方原病院（病床数934）、聖隷浜松病院（病床数750）などの急性期を担当する大規模病院とかかりつけ医の役割を果たす開業医の機能分担が非常にうまくいっているように見えますが。

福田　ご指摘の通り、浜松においては非常にうまく医療が機能していると言えるでしょう。行政（浜松市）との関係も良好です。今回の新型コロナ感染症対応においても、感染症指定医療機関である浜松市医療公社の浜松医療センター（病床数606）だけでは対応しきれなくなった場合には、聖隷三方原病院が支援し、聖隷浜松病院は急性期、超急性期の高機能の医療を温存する体制が構築されています。

　また新型コロナウイルス感染症問題以前に、既に浜松においては浜松市医師会が主導する救急輪番性が良い例で、1次救急を開業医の先生方が毎日当番制で担当し、2次救急を市内7病院が、これも毎日当番制で担当。さらに市内三つの救命救急センターが3次救急を担当しています。この役割分担は「浜松方式」と呼ばれ、365日の救急医療体制を高いレベルで維持するものとして全国的に高い評価を得ています。聖隷では地域連携パスの作成・運用や画像検査機器の共同利用、訪問看護との連携など、開業医の先生方との連

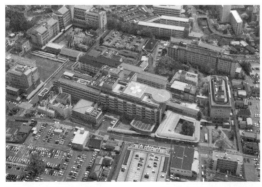

2018年三方原地区空撮　　　（出典：聖隷福祉事業団）

携には力を入れており、通常の病診連携にとどまらない、発展的な関係が築けていると思います。これは、この地において90年頑張ってきたおかげで、地域の開業医の先生たちにご理解をいただき、聖隷の総合的な機能を活用していただいているからだと思います。

――確かに、聖隷福祉事業団が90年、浜松で育まれてきた実績は計り知れませんね。ある意味、浜松のように恵まれた状況はなかなかないかもしれませんね。

福田　正直なところ、これだけ充実した総合的な医療サービスを提供し得る都市はわが国においても少ないと思います。

　重要なのは医療機関が多くあることではなく、それが機能的に連携しているかということなのです。また単に医療機関同士の連携だけにとどまらず、健康管理・健康増進・介護・福祉・医療機器開発などさまざまな分野で開業の先生方、福祉施設、大学、行政、民間企業とも連携が進んでいるという点で特筆に値すると言えるでしょう。

　一方、聖隷にも課題があります。われわれは、兵庫県淡路市、神奈川県横浜市、千葉県佐倉市などで病院事業を展開していますが、残念ながら浜松のように効率よく運営できているとは言えません。その一因は浜松での成功体験を生かしきれず、各地域の医療ニーズを十分に把握できていなかったことにあると考えています。つまりわれわれが提供する医療サービスと地域の医療ニーズとのミスマッチだと言えるでしょう。今後の課題だと認識しています。

――ありがとうございました。

■社会福祉法人 聖隷福祉事業団

所 在 地▊〒430-0946　静岡県浜松市中区元城町218-26
（法人本部）　TEL：053-413-3300（代表）　URL：http://www.seirei.or.jp/hq/
代 表 者▊理事長　山本敏博
創　　立▊1930（昭和5）年
事業内容▊保健、医療、福祉、介護サービス161施設352事業（2020年6月現在）
従業員数▊15,771名（2020年6月現在）

第7章

先進企業の取り組み

株式会社アルム

ICTの力で、世界の医療ニーズの 開拓に挑戦する

青森県弘前市と弘前地区消防事務組合は、2020年9月からICTを活用した新たな救急搬送体制の構築に向けた実証実験をスタートさせた。弘前大学医学部附属病院や弘前脳卒中・リハビリテーションセンターなど市内5病院で導入されている医療関係者間コミュニケーションアプリ「Join」を救急車両にも配備し、救急隊と医療機関との連携を図る。「病院同士のコミュニケーションツールとして、不可欠のツール」（弘前市病院関係者）と同アプリの評価はすこぶる高い。同市は21年度からの本格導入に向け、検証を進めるとしている。

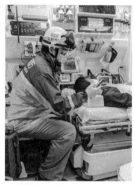

青森県弘前市で実証実験中の医療関係者間コミュニケーションアプリ「Join」。救急隊員はスマホを手に病院とのやり取りを行う。
（出典：弘前地区消防事務組合）

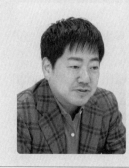

代表取締役社長
坂野　哲平（さかの　てっぺい）
1977年生まれ、三重県出身。2001年早稲田大学理工学部卒業と同時に、スキルアップジャパン㈱設立。15年㈱アルムに商号変更し、同年より現職。

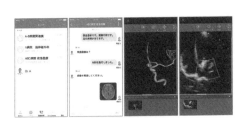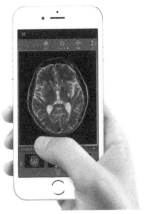

医師対医師の遠隔診療プラットフォーム「Join」。プログラムとしてわが国初の保険適用が認められた。
（出典：アルム）

この「Join」を開発したのが、医療・ヘルスケアアプリに特化したベンチャー企業、株式会社アルムだ。使い方は、スマートフォン（スマホ）にアプリとして入れるだけ、といたってシンプル。同社を率いる坂野哲平代表取締役社長は、同アプリのコンセプトを、「『早く、安く、どこでも』です」と明快に言い切る。

このコンセプトの背景を説明するには、世界で年間1600万人もの人たちが脳卒中や心筋梗塞など、急性期循環器疾患で死亡しているという現実を直視しなければならないだろう。坂野社長は「もともと『Join』は、慈恵医大の脳神経外科の先生たちと急性期医療を変えるためにという議論から生まれた発想でした」と振り返る。その議論から坂野氏は、「クラウド、スマホを活用してできる限り低コストで使いやすさを追求したアプリ」という考えを基に、14年に開発された。PACS（医療用画像管理システム）などとも連携し、必要な医療情報を医療関係者が共有することで、遠隔でのDoctor to Doctor（D to D）の判断や指示も可能にした。

新型コロナウイルス対応や複数病院による連携ツールとして、ニーズに合わせた利用形態が可能

折しも、2014年11月、厚生労働省は、薬事法を改正し、「医薬品、医療

機器等の品質、有効性及び安全性の確保に関する法律」（薬機法）を施行する。坂野社長は、「これからは医療ソフトがビジネスになる」と考え、医療機器製造販売業を取得。「Join」は、医療機器プログラムとしてわが国で初めて保険診療の適用が認められる。

　急性期循環器疾患対応から開発された同アプリは、「今は、感染症対策、特に新型コロナウイルス対応にも幅広く活用されている」（坂野社長）と言う。実際、聖マリアンナ医科大学病院では、新型コロナ患者の治療に当たる医療関係者が同アプリを導入。検査画像を医療スタッフ全員が共有し、患者のデータはもちろん、会議録も共有して運用されていると言う。チャット機能も備えているため、防護服の上からでもコミュニケーションが可能だ。

　また、弘前市の事例のように、同アプリは、複数病院による連携のためのコミュニケーションツールとして活用されるケースも増えている。地方では、地域内の医療体制として、輪番制を採用しているところが多い。例えば、「月曜日・火曜日はA病院、水曜日・木曜日はB病院」というようなシステムが用いられる中で、病院間での情報連携が必須になっている。実際、一次・二次の緊急病院が全ての患者に対応できるわけではない。場合によっては、二次・三次病院や専門病院に転院させるケースなどもあり、情報を受け入れ側の病院に事前に送ることで、新たな体制をつくってもらい、救急搬送プロセスをスムーズにしておくことが現場では欠かせない。同市の医療関係者が医療関係者間コミュニケーションツールとして、「Join」を高く評価したのは、こうした理由があるからにほかならない。

コミュニケーションツールとして、利用者のニーズにいかようにも応えられるのが強み

　「Join」は、既に国内約300施設（うち大学病院40施設以上）での導入実績を誇るが、海外でもその販路を拡大している。同アプリの強みは、コミュニケーションツールとして、利用者のニーズにいかようにも応えられるという点だろう。

坂野社長は「グローバルな視点でICTの仕組みを提供していくとビジネスチャンスはむしろ広がるはずです」と解説する。同アプリのコンセプトに、「どこでも」という言葉があったが、アルムは設立当初からグローバルなサービスの提供を視野に入れていたとも言える。

例えば、同社は、2020年度、総務省の「マレーシア及びベトナムにおけるモバイル端末を活用した遠隔医療システムの展開に向けた調査研究の請負」を提案し、採択が決定された。同事業は、マレーシアにおいては脳卒中治療、ベトナムにおいては臓器移植を対象にした同アプリによる医療関係者間の遠隔医療ネットワークを構築し、医療現場のコミュニケーションの効率化による臨床上の有効性を検証する。また、このネットワークをベースに両国の新型コロナウイルス感染症対策のための地域医療連携基盤も実現させるとしている。

同アプリを活用した新型コロナウイルス対策が高く評価されているのは、同社が提案する「既存の脳卒中ケアデジタルヘルスソリューションでのCOVID-19対策を強化するための国境を越えた遠隔医療」事業が、米州開発銀行グループの中南米・カリブ海地域におけるCOVID-19対策プロジェクトとして、アジアの企業として唯一採択されたことからもうかが

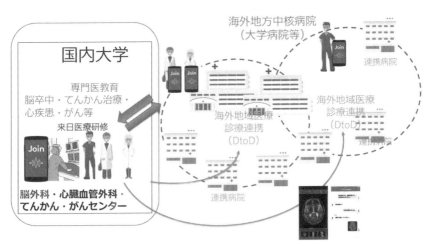

医療ICT SDGsモデル　ブラジルで展開されているモデルはこの事例が応用されている。
（出典：アルム）

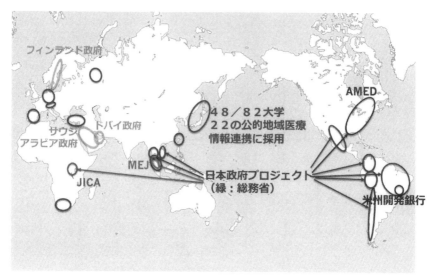

アルムの海外展開実績　既に20か国で展開、今後も「拡大を狙う」と意欲的だ。

(出典：アルム)

える。同事業は、ブラジルサンパウロ州北部のリベイラン・プレト市の公立病院を基盤に実施されるプロジェクトで、同アプリを活用し、ブラジルにおける新型コロナウイルス対応のほか、脳卒中などの専門医療が必要な診療領域の遠隔診療プラットフォームの構築と実証が行われる。

　ブラジルでは、同アプリは既に16病院に導入されているが、今後40病院に導入される予定だ。日本からは国立大学法人旭川医科大学が同アプリを通じて、CT画像を用いた各症例の解析支援や初期診断のためのチートシートの提供など、日本で習得された基礎知識の共有や支援も行われることになっている。坂野社長は、「当社のアプリをお使いいただく中で、『これは、少し難しい症例だ』という場合には、日本の医師が現地の医師をサポートする仕組みをどんどん提供していく」と前向きな姿勢を見せる。

　これまでに、同社による「Join」を通じた医療ICT海外展開事業は、20か国に及ぶ。総務省や国際協力機構（JICA）、経済産業省など日本政府と連携するプロジェクトが大半だが、ドバイやサウジアラビア、フィンランドなど直接同社が相手国政府と交渉する場合もあると言う。今後の同社

海外展開として、坂野社長は「最近、AI（人工知能）を手掛ける企業と
もコラボしていて、例えば画像解析や世界中の医学会を対象に先生方のレ
ポート作成をいかに早くかつ正確にサポートできるかというテーマにもチ
ャレンジしています」とほほ笑む。同社は、世界中の AI ベンチャーとつ
なぎ、「診断プロセスの迅速化と低コスト化に貢献していきたい」（坂野社
長）と熱く語る。

日本発 ICT がむしろアドバンテージ

坂野社長は、同社の海外戦略に対し、「日本の医療は、厳しい財政の中
で成り立っているが、グローバルな視点で見つめ直すと、日本発の医療
ICT がむしろアドバンテージとして評価されることが多い」と確かな手
応えを感じ取っている。なぜなら、「日本は、公的健診制度、医療・介護
保険制度を 1 億人規模で抱える唯一の市場です。しかも健診から医療・介
護までデータが統一されている。つまり、日本の医療の質は国際的に高い
水準」（坂野社長）と見られているからだ。

坂野社長は「『join』を海外に持っていき、この仕組みに AI を活用して
物流の改善などを提案し、高い評価をいただいている」と表情を崩す。

例えば、外傷で骨折した人が外来に来たとしよう。患者の CT を医療機
器メーカーに送ると、「これが今回の手術で必要な医療機器です」という
のが分かる。骨折手術は、通常、来院してすぐに行うわけでなく、時間を
置いて実施するので、使用するタイミングに合わせて必要な医療機器を届
ければよい。すると病院側の在庫が減って、医療機器メーカーの製造ロッ
トを減らせるというわけだ。

感染症対策と経済活動を両立させた「MyPass」のサービス提供も

アルムは、「Join」で得られた技術やノウハウを使って、感染症対策と
経済活性化をいかに両立させるかという難しいテーマにも挑んでいる。そ
のテーマに対する解が、個人・企業・行政・医療機関が協力体制を構築
し、医療・IT 技術を駆使し徹底した感染リスク管理により、安心・安全

なイベント興行の実現を目指した新型コロナウイルス感染対策ソリューション「MyPass」だ。

　例えば、収容人員5万人の東京ドームに、ガイドラインに基づき、5000人の観客を入れてもビジネスにならないのは自明の理だ。坂野社長は「これは、お互い陽性者かもしれないという前提での設計だからそうなるのです」と疑問視する。

　「MyPass」は、「安全な人をどのように定義するのかがポイントなのです」（坂野社長）と解説し、来場するまでのなるべく長い期間（10日以上推奨）、アルムが開発・提供する救急・健康サポートアプリ「MySOS」に、体温や症状、SpO2（血中酸素飽和濃度）、呼吸数を記録してもらう。こうした健康管理の中で、頭痛や下痢、発熱など新型コロナ感染と思われる症状がある人は参加しないでもらう。また、抗体検査キットも自宅に届けられるが、これは疫学調査も含めて徹底的に行う方針だ。あとは、イベント会場の入り口にPCR検査会場を作って、当日の体温や事前の健康チェックや検査結果などから怪しい人には全員PCR検査を受けてもらう。もちろん、検査結果によって陰性であれば、入場してもらい、医師により陽性・偽陰性（PCR検査は陰性だったが、極めて怪しい状態）と判断された場合は、帰宅していただく。もちろん、新型コロナウイルスは指定感染症なので、検査は医師会などと連携し、医療者が検査をして、感染者が出れば直ちに保健所に報告される仕組みになっている。

　最終的に、「入場したのは、陰性と結果が出た人たちです」（坂野社長）。つまり、陰性者の人たちだけでイベントを楽しんでもらう。もちろん、無自覚・無症状の人を全員拾うことは難しいので、「イベント時は調子が良かったが、後で発熱して…」という場合は、自発的に報告を促す仕組みが用意されている。「MyPass」には傷害保険が付帯しており、イベント当日から2週間後までに陽性と診断された場合、申告すれば一時金が支払われるというものだ。

　「MyPass」は、9月のアートイベントを皮切りに、音楽イベント、スポーツイベントでも実施される。坂野社長は「この仕組みづくりは、国立

個人・企業・行政・医療機関が協力体制を構築し、**医療・IT技術を駆使した徹底した感染リスク管理**により、**安心・安全なイベント興行を実現することを目指す。**

> PCR/抗原検査（直近の安全性）・抗原・抗体検査＋体調管理（長期視点）・臭覚検査（安価）を組み合わせる、**専門医療に基づいた事前・水際対策**
> ⇒大規模（１００万人単位の）疫学調査が継続的に可能
> ⇒利用者・行政・興行主が相応しく負担が成立するモデル
> ⇒国民の継続的な健康管理と自身の感染リスク状況を把握できるPHR完成版

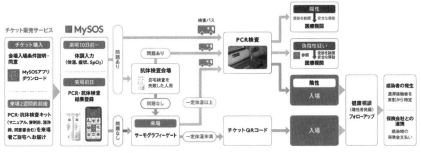

感染症対策ソリューション「MyPass」

（出典：アルム）

研究開発法人日本医療研究開発機構（AMED）との研究からスタートしています。社会活動上、PCR検査や抗体検査をどのタイミングで行うと成果が出やすいかということをぜひ検証し、ビジネスに落とし込んでいきたいと考えています」と意欲的に語る。坂野社長を中心に、アルムは、既存のコミュニケーションツールを常に進化させ、挑戦し続けている。

・・

■**株式会社アルム　Allm Inc.**

所 在 地┃〒150-0002　東京都渋谷区渋谷3丁目27番11号祐真ビル新館2Ｆ
（本　社）　TEL：03-6418-3010（代表）　FAX：03-6418-3011
　　　　　URL：https://www.allm.net/
代 表 者┃代表取締役社長　坂野哲平
設　　立┃平成13年4月18日
資 本 金┃1,541,650,000円
従業員数┃59人（2020年9月現在）

エーザイ株式会社

認知症分野の治療薬メーカーの パイオニアとしての責任とヒューマン ヘルスケア実現を果たすために

　エーザイ株式会社は、このほどバイオジェン社（米国）と共同開発している次世代認知症治療薬「アデュカヌマブ」について、米国食品医薬品局（FDA）から優先審査の指定を受けたと発表した。FDA の新薬承認審査は通常約10カ月かかるとされているが、優先審査の指定を受けたことで2021年 3 月までに承認の可否が判断され、承認されれば21年中に発売できることになる。

　「アデュカヌマブ」は、アルツハイマー型認知症の発症に大きく関わっていると考えられている「アミロイドベータ」（脳内に蓄積したたんぱく

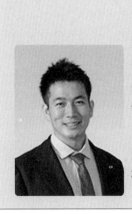

エーザイ株式会社 執行役 ディメンシア トータル インクルーシブエコシステム事業部 プレジデント （兼）チーフデジタルオフィサー

内藤　景介（ないとう　けいすけ）

1988年東京都生まれ。慶應義塾大学文学部心理学科卒業後、2012年米国 Morphotek Inc. を経て、2013年エーザイ株式会社入社、米国 Eisai Inc. 駐在、2017年米国ノースウエスタン大学 MBA 取得。2018年 4 月ディメンシア トータルインクルーシブエコシステム特命担当部長。2019年ディメンシア トータルインクルーシブエコシステム本部長、6 月執行役、2020年 1 月より現職。

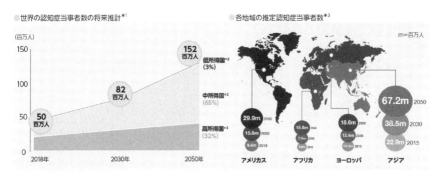

世界の認知症当事者数の将来推計

質の一種）を取り除くことで、アルツハイマー病の治療への貢献が期待されている。

エーザイのディメンシア トータル インクルーシブ エコシステム（DTIE）事業部プレジデントを務める内藤景介執行役は「これまでのアルツハイマー型認知症治療薬は症状の進行を一定期間抑制する薬に留まるものでした。しかし、『アデュカヌマブ』は、アルツハイマー病の根源、つまり原因を治療の標的として、臨床試験で脳内の『アミロイドベータ』蓄積を減少させ、臨床症状の進行を抑制する結果を示しました。しかも、これまでアメリカをはじめ世界中のどの国においても、この新しいカテゴリーの薬が承認された事例は1件もありません。したがって、もし承認されれば史上初ということになります」と微笑む。

国際アルツハイマー病協会が18年にまとめた「世界アルツハイマーレポート2018」によると、アルツハイマー病を中心とする認知症患者数は、18年時点で世界に5000万人、だが、30年には8200万人に増加し、50年までに1億5200万人に達すると予測されている。地域別では、日本を含むアジア地域で、最も多く、今後もアジア地域を中心に患者数が増加すると予測されている。

■ 認知症治療薬のパイオニア

　こうした世界的潮流を背景に、必然的に次世代認知症治療薬「アデュカ
ヌマブ」に対する期待は、大きく膨らむ。市場規模は大きく、業界では
「年間売り上げ1000億円は固い」との見方が大勢を占める。中には「年間
3000〜4000億円はいけるだろう。1兆円を超える可能性さえある」（国内
証券アナリスト）との予想もあるほどだ。

　だが、内藤氏は「これまで認知症という領域で事業をやってきて、薬だ
けで解決できる領域ではないことは身に染みて分かっています」と襟を正
す。

　「そもそも認知症は、患者さんだけが治療をすれば治るという病気では
ありません。ご本人に加え、ご家族、また、行政・医療・介護等のコミュ
ニティから様々なアプローチをかけることが重要だと痛感し、われわれは
まちづくりから取り組んできたのです」（内藤氏）。

　内藤氏のコメントの意味を咀嚼（そしゃく）するには、まず認知症とい
う病気の特徴から説明しておく必要があるだろう。認知症の社会的コスト
は、年間当たり14.6兆円と言われる。このうち、患者1人当たりのコスト
は約1400万円。1400万円のうち、医療費は、約3分の1。残りの3分の2
は、介護費、家族ケアになる。つまり、認知症の大きな特徴は、患者本人
にとっても重大な病気だが、それ以上に家族や周りの社会的インパクトが
非常に大きいとされる。

　また、内藤氏の言葉の裏には、エーザイの認知症分野におけるパイオニ
アとしての自負もうかがえる。実際、同社は、1997年、世界初のアルツハ
イマー型認知症治療薬「アリセプト」（一般名・ドネペジル塩酸塩）を発
売。「今までに認知症領域で認可を受けた薬は、業界全体で4品目しかあ
りません」（内藤氏）という説明からもこの領域における創薬のハードル
がいかに高いかが分かる。内藤氏は、米国で「エーザイが目指しているこ
とは、人類が月を目指すことよりも難しい」と言われたこともあるそう
だ。

　内藤氏は、「われわれは、認知症領域では、『アリセプト』の研究に15年をかけ、発売開始後20年が経過していますので、実は合計35年ほどの歴史を持っていることになります。ただ、先ほど述べた通り、本剤は、認知症の病態そのものを治せませんので、ご家族や介護者の皆さんの社会的負担を断ち切れなかったという思いがあります」と唇をかむ。こうした流れの中で、同社はまちづくりにも積極的に関与することになったと言う。

地方自治体や医師会、薬剤師会と積極的に連携

　エーザイは、2010年より全国各地の地方自治体や医師会、薬剤師会と地域連携協定を締結し、その数は、今や、44都道府県、167カ所に上る。（20年3月末現在）。内藤氏は、「認知症に対する理解促進や早期発見・治療など、当事者の皆様とそのご家族が安心して暮らせるまちづくりに貢献しています」と話す。

　具体的に同社が進める地方自治体とのまちづくり事例を紹介しよう。まず、同社本社のある東京都文京区とは、2015年6月に「認知症の人とその家族を地域で支えるまちづくり連携協定」を締結し、認知症の方を地域で支援する体制作りや普及啓発にかかる効果的な取組みについて、協働で推進している。「20年度は、文京区のイベント『認知症ともにフォローアッププログラム』において、当社のブレインパフォーマンス（脳の健康度）のセルフチェックツールである『のうKNOW』を活用して、脳の健康をマネジメントする機会を住民の皆様へ提供する予定です」（内藤氏）。コロナ禍でもあり、会場で参加することが難しい方のために、自宅でも参

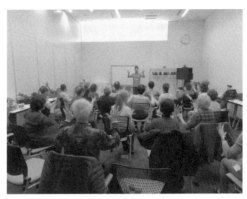

文京区との共催による脳の活性化体操
2020年1月撮影　　　　　　　　　　（出典：エーザイ）

加できるよう工夫するなど、多くの住民の方に自身のブレインパフォーマンスを知ることの意義を伝えていくつもりだ。

　世界保健機関（WHO）は、「認知症と認知機能低下のリスクを減らすための WHO ガイドライン」の中で、認知症のリスクファクターになる要因として、喫煙、運動不足、社会的孤独などを挙げているが、こうした要因を避けるだけでも認知症発症リスクの低下が示唆されている。内藤氏は、「自分の認知機能を把握する技術はかなり発達してきていると実感しました」と述懐する。

国内外の企業とも連携、認知症プラットフォーム構築も目指す

　さらに、エーザイは、国内外の企業と連携し、ヘルスケア関連データを直接連携する認知症プラットフォームの構築も展開中だ。具体的には、

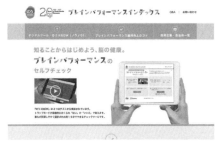
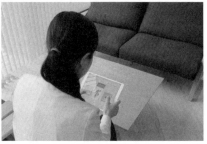

ブレインパフォーマンスが定量的に測定できる「のう KNOW」

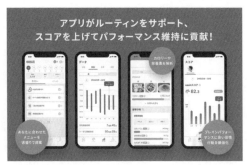

スマホアプリ「Easiit」

（出典：エーザイ）

「のう KNOW」やスマホアプリ「Easiit（イージット）」を開発、同社サービスとして提供している。

　例えば、「のう KNOW」は、オーストラリアの Cogstate 社が創出したデジタルツールを日本向けにエーザイが開発。PC やタブレットにて実施する簡便なトランプテストで、脳の反応速度や注意力、視覚学習および記憶力を評価する四つのテストを行い、ブレインパフォーマンス（脳の健康度、以下ブレパ）を定量的に測定する。利用者が短時間（約15分）で測定することができ、日常生活や健康診断において、定期的なセルフチェックが可能だ。結果画面には、「記憶する」「考える」「判断する」などのブレパを定量化した指標「ブレインパフォーマンスインデックス（BPI）」と、ブレパを維持向上させるための生活習慣上のアドバイスが表示される。

　一方、スマホアプリ「Easiit」は、DeNA と共同で開発しており、日常生活においてブレパに良いと考えられる習慣づくりを支援する。ユーザーの歩数、食事、睡眠、体重の記録（ライフログ）をもとに、週替わりで食事内容や運動（歩数）などに関する個別推奨メニューが表示される。さらにライフログに基づき、ブレパに良い行動や習慣について独自のスコアリングが行われる。特に食事の記録については、食事写真から自動で料理メニューを判定。カロリーと11栄養素が年齢や性別に合わせた基準値とともに表示され、手軽な管理が可能だ。今後、「のう KNOW」とのデータ連携や家族連携機能などが追加される予定。現在は、料金設定が無料だが、「高機能化した有料版も開発中」（内藤氏）だそうだ。

　内藤氏は「認知機能がセルフチェックできるような技術が出てきている状況は、われわれにとっても歓迎すべきことだと考えています」と前向きに捉える。と言うのも、エーザイは、製薬会社であると同時に、「会社としての目的がヒューマンヘルスケア、つまり患者様貢献にある」（同）からだ。脳のことをいち早く知ることができる技術が出てくる中で、「われわれとしてキャプチャーできる動きであれば、むしろ積極的に、パートナーとして連携していきたい」（同）としている。

新たなビジネスモデル「認知症エコシステム」構築を提唱

　こうした一連の流れの中で、現在、エーザイが新たに提唱するのが「認知症エコシステム」だ。「認知症エコシステム」とは、プラットフォーマー、パートナーなどで構成される、あたかも生態系のような新たなビジネスモデルを意味する。

　このビジネスモデルの構築によって、同社は、伝統的製薬企業が指向する医療イノベーションだけでなく、他業種の民間企業、団体とも積極的に連携。活動軸を医療領域から日常生活領域にまで広げ、日常生活領域での行動変容を促すことが必要だと訴える。内藤氏は、「われわれは、社会全体を変えるイノベーションを目指して、認知症当事者とご家族、コミュニティに対しソリューション提供をしていく」とその覚悟を述べる。

　「認知症エコシステム」の構築を通じて、社会全体を変えるイノベーションを実現するため、同社は、2018年4月にDTIE事業部を立ち上げた。内藤晴夫代表執行役CEO直属の組織で、内藤景介執行役自ら陣頭指揮に立つ。

　DTIE の名称は、国連による持続可能な開発目標（Sustainable Development Goals：SDGs）に使われている、「誰一人取り残されない（No one left behind）包括的な世の中を作ることが、まさに認知症においても当てはまる」（内藤氏）との考えからネーミングされた。また、DTIE の TIE には「絆」という意味があり「全てのステークスホルダーの皆さんと『絆』を深めていきたい」（同）との思いも含まれている。

全ての認知症患者と家族、介護者のために

　では、今後、次世代認知症治療薬「アデュカヌマブ」が発売された以降は、エーザイはどんなことを見据えていくのだろうか。

　同社は、「アデュカヌマブ」の上市に備え、「アルツハイマー病」の早期診断について、アミロイド陽電子放出断層撮影（PET）や脳脊髄液（CSF）検査に加え、血液での診断などの今後のパラダイムシフトを鑑み、

「アルツハイマー病」を連続する病勢進行として診断するバイオマーカーを整備することに注力している。

　内藤氏は、「日常生活領域での「備え」ができるかがポイントだ」と展望する。「より早期段階で自身の脳の健康状況を気遣い、備える意識をもっていただくことが重要だ」と問題提起する。と言うのも「当社の調査によれば、認知症に対する予防行動や認知機能チエックを習慣化している人は非常に少ない」（内藤氏）というシビアな現実があるからだ。

　次世代認知症治療薬として期待される「アデュカヌマブ」だが、最終的な効能・効果（どのような患者が投与の対象になるか）は当局の審査によって決定される。内藤氏は、「われわれは、常に全ての認知症の患者さまとご家族を見守っていく」とあくまでトータルな発想で認知症に立ち向かう決意を述べる。

　内藤氏は、「当社が、皆さんに日常生活領域での行動変容を促すのは、備えていただくことによって、認知症そのものリスクを減らす発想にほかなりません」と改めて解説する。その言葉には、認知症分野の治療薬メーカーのパイオニアとしての自負とヒューマンヘルスケアを目指す同社の責任が込められている。

（2020年9月末時点）

■**エーザイ株式会社**

所 在 地▌〒112-8088　東京都文京区小石川 4-6-10
（本　社）　TEL：03-3817-3700（大代表）　URL：www.eisai.co.jp
代 表 者▌代表執行役 CEO　内藤晴夫
設　　立▌1941年（昭和16年）12月 6 日
資 本 金▌44,986百万円
従業員数▌連結：10,998人　個別：2,953人（2020年3月31日現在）

積水ハウス株式会社

わが家を世界一幸せな場所に するために、住まい手の健康を 追求していく

　積水ハウス株式会社は、米国ラスベガスで開催されている世界最大級のコンシューマー・エレクトロニクス見本市「CES 2020」において、世界初の「在宅時急性疾患早期対応ネットワーク HED-Net（In-Home Early Detection Network）」の構築を発表した。

　同システムのサービス内容は、住宅内で、住まい手の心拍数、呼吸数などのバイタルデータを非接触で検知・解析。急性疾患発症の可能性がある異常を検知した場合に緊急通報センターに通知され、オペレーターが住まい手の安否情報を確認する。万一、応答がなく、緊急事態と判断した場合、直ちに救急への出動要請が行われる。そして、救急隊の到着が確認されると、玄関ドアの遠隔開錠・施錠が一貫して行われる。安否確認システムとして、国内のシステム特許も取得し、国際特許も出願中と言う。

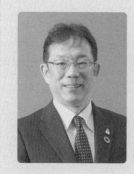

積水ハウス株式会社　執行役員
プラットフォームハウス推進部長
石井　正義（いしい　まさよし）
1964年2月生まれ、大阪府出身。1986年京都大学工学部卒業。1986年積水ハウス株式会社入社。2019年より現職。

同システムは、同社が進める人生100年時代の幸せをアシストするプラットフォームハウス構想の第一弾。同社プラットフォーム構想の陣頭指揮を執る石井正義執行役員プラットフォームハウス推進部長は、「当社では、『わが家を世界一幸せな場所にする』と

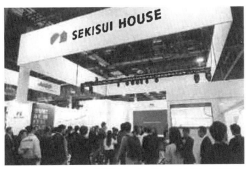

米国・ラスベガスで開催された「CES 2020」の様子
（出典：積水ハウス）

いうビジョンを掲げ、プラットフォームハウス構想においては、健康・つながり・学びを具現化したサービスが順次展開されることになっています。特に、健康は当社が取り組むべき社会的使命と位置付けています」と熱い思いを語る。今後、同社は、住まい手の健康に対し、より積極的にアプローチし、将来的な"医住連携"のビジョンまでも見据える。

脳卒中などの社会的コストは、8兆4千～8兆7千億円

日本の脳卒中の年間発症者数は、年間約29万人。そのうち79％が家の中

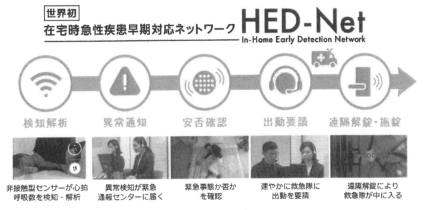

「HED-Net」のサービスイメージ

（出典：積水ハウス）

で発症している。脳卒中は、早期の治療が重要な疾患で、発症から４、５時間以内の患者を対象にした「t-PA」という有効な治療薬もある。だが、発症してからの限られた時間内に施さないと、手遅れになってしまう。

　つまり、家での発見の遅れから年間約１万５千人が住宅内で死亡していると推計され、心疾患や溺死、転倒・転落も加えると家での死亡者数は、年間７万人にもおよぶと言う。石井執行役員は「急性疾患の代表例である脳卒中は、夜寝ていて、朝起きたら亡くなっているというケースが圧倒的に多いわけです。『HED-Net』の導入・普及によって、家での急性疾患の早期発見、緊急対応が可能になる社会を目指したいと思います」と抱負を述べる。また、介護が必要になった理由の18.5％が脳卒中によるもので、「プラットフォームハウスの実現により、要介護者・要介護離職者の減少にも貢献したい」（石井執行役員）と展望する。

　国立研究開発法人産業技術総合研究所の調べによると、脳卒中、心疾患、溺死、転倒・転落などによる社会的コスト（医療費・介護費・本人や家族の労働損失額、企業の生産性低下）は、年間８兆４千～８兆７千億円と推計されるが、積水ハウスは、同システムなどプラットフォームハウス構想が実現されると、社会コストの10～21％に当たる９千億～１兆９千億円が削減できると試算する。

住まい手の快適な生活のため、「非接触型センサー」を採用

　「HED-Net」のシステム構築にあたっては、医学的見地はもちろん、センサー技術などの工学的見地などが色濃く反映されている。このため、積水ハウスは、慶應義塾大学病院や同理工学部、マサチューセッツ工科大学、およびコニカミノルタ㈱、日本電気㈱、エヌ・ティ・ティ・コムウェア㈱、㈱プレミア・エイドなど産学連携体制を構築し、開発が進められてきた。

　石井執行役員は、「この連携には、先進技術をどう活用するかということがもちろん重要なファクターですが、先進技術のために、住まい手の快適な生活を犠牲にすることはあってはならないという住宅メーカーとして

のわれわれのこだわりが強く反映されています」とその立場を説明する。

　そこで、同社は、住まい手に「今まで通りの生活をしていただくこと」（石井執行役員）にこだわり、できるだけ住まい手にストレスをかけない検知・解析方法を目指した。このため、同システムには、「非接触型センサー」が採用された。石井執行役員は「脳卒中や心筋梗塞は突然起きるもので、住まい手の皆さんは普段は健常者だということが重要な視点です。例えば、家にカメラが設置され、常に誰かに見られているような方法が果たして快適な生活と言えるのかということですね。ここは、住宅メーカーとして譲れない一線でした」と述懐する。「非接触型センサー」には、最も高精度と評価されるコニカミノルタとNECとのコラボレーションで「非接触型センサー」や住まいならではのアルゴリズムを開発した。

　このほか、遠隔開錠・施錠技術やセキュリティ、救急への出動要請についても、パートナー企業の技術やノウハウが生かされている。

社会実装を2020年度中に実施。脳卒中以外の疾患や予防サービスも展開予定

　積水ハウスは、同システム構築に向けて「生活者参加型パイロットプロジェクト」と位置付けた社会実装を、2020年末から、首都圏を中心とした同社新築物件約30棟で実施していく。「やはり、研究室や病室とは違って、人の暮らしに寄り添った形での実際の住まいでの検証が極めて重要になりますから」と石井執行役員。

　バイタルデータが貯まっていくと、住まい手の変化が見ていける。長い年月をかけ、例えば若い時、元気な時と比較して、年を取った住まい手のデータの変化が自然なことなのか、あるいは病気に起因することなのかを家が測定してくれるということになる。

　わが家でデータが取れるメリットは、何と言っても毎日安定した、しかも長い年月を経てデータが取れることにある。同社が提唱する"医住連携"の肝は、家が自然な形で取得していくデータ収集にある。

　この点において、石井執行役員は、「家の中での本格的なデータ収集は、

医学的にも重要なデータになると考えています」と解説する。センサーデータから状況を判断するアルゴリズムに関しては、慶応義塾大学理工学部大槻知明教授にも協力を得る。

　今後、蓄積された住まい手のバイタルデータは、クラウドに集められ、経時変化からリスクが分かる疾患を早期発見する非接触でのモニタリング方法や、バイタルデータと住環境データを医学的見地から解析し、脳卒中以外の疾患対応や予防サービスなども提案されることになっている。

　さらに石井執行役員は、「やはり、セキュリティを担保した形で、データをいかに貯めていけるかが大きな課題です」と姿勢を正す。確かに、石井氏の指摘通り、バイタル情報は、第一級の個人情報だ。セキュリティ確保は、同プロジェクトを進めていく上での前提条件と言っても過言ではないだろう。

　「何より住まい手の皆さんにとって、セキュリティ確保が安心・安全につながります。住まいに対する安心・安全は、当社がまず住宅に求めてきた基本性能でもあります」（同）と強調する。この石井執行役員の言葉には、同社が住まいに対し、築いてきた哲学が裏打ちされている。

積水ハウスにとって、健康の追求は必然

　では、これまで積水ハウスは、住まいに対し、どのような哲学を持って歩んできたのだろうか——。

　同社は、1960年の創業。今年でちょうど60周年に当たる。同社の歴史を、住宅の基本性能と照らし合わせてみると、大きく３段階のフェーズに区分できる。すなわち、60〜90年までの30年は、①安全・安心を追求した第一フェーズ、次に90年から2020年までが②快適性を追求した第二フェーズ、そしてこれからの30年を③人生100年時代の幸せを追求する第三フェーズと位置付けられよう。

　第一フェーズは、住宅に、地震や火災から家を守る耐震性能や耐火性能が求められた時代だった。それだけに、同社の住まいに対する安全・安心機能は、「一丁目一番地」（石井執行役員）として、現在に至るまで継続さ

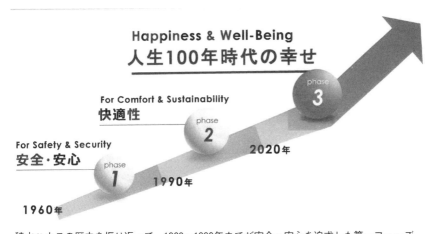

積水ハウスの歴史を振り返って。1960〜1990年までが安全・安心を追求した第一フェーズ、1990〜2020年までが快適性を追求した第二フェーズ、2020年以降を「人生100年時代の幸せ」を追求する第三フェーズと位置付けている。

（出典：積水ハウス）

れている。

　第二フェーズになると、安全・安心機能に加えて、手すりや段差を解消したユニバーサルデザインや室内空気質の配慮、室内の暑さ、寒さ対策および省エネの観点から断熱性能なども追求された。特に、省エネ・創エネの観点から断熱性能の向上について、同社は、国が推進する ZEH（ネット・ゼロ・エネルギーハウス）を積極的に展開。CO_2 などの温室効果ガス削減に向けても貢献してきた。

　ZEH とは、断熱構造によって消費エネルギーを減らす一方、太陽エネルギーや燃料電池によって、創エネし、一戸あたりのエネルギー収支をほぼゼロにしていく家を意味する。同社では、13年に ZEH が販売され、現在、新築戸建て住宅の約87％（2020年3月末時点）は ZEH で占められている。

　石井執行役員は、「時代の進化に合わせて、国の住宅に対する基準は、旧省エネから新省エネ、次世代とどんどん上がってきたわけですが、当社は、常に一歩先の、より高い性能を導入してきました。つまり、導入後、一定時間が経ってから、世の中で当たり前になっていくというサイクルを

繰り返してきたわけです」と振り返る。

こうした中で、低断熱住宅では、室内の寒さによって血圧上昇が起こり
ヒートショックのリスクが高くなるが、逆に断熱性能が高くなることで、
循環器系疾患の予防や住まい手の健康維持に役立つことがさまざまな研究
によってエビデンスとしても確立されてきた。

「家が健康をもたらすためのエビデンスが次々と発表されている中で、
"健康"は、当社にとって突然現れたキーワードではなく、これまで蓄積
されてきたフェーズの中での必然だったと言えるでしょう」と石井執行役
員は、謙虚に語る。

■ 人生100年時代の幸せを追求する第三フェーズに向けて

積水ハウスは、人生100年時代の幸せを追求する第三フェーズに向けて、
「HED-Net」などに代表されるプラットフォームハウス構想を積極的に展
開していくとしている。当面は新築戸建て住宅を視野に入れるが、将来的
にリフォーム住宅にも注力していく。石井執行役員は、プラットフォーム
ハウス構想の販売戦略について「超高齢化というわが国の事情を考える
と、リフォーム需要には積極的に応える必要があると考えています」と明
快に述べる。もちろん、「CES 2020」で発表した流れから、海外への展開
も視野に入れるが、まずは足元の日本国内での定着を目指していく。

また、健康をキーワードとしたプラットフォーム構想についても、「さ
まざまなパートナー企業と連携していますが、当社だけで独占するのでは
なく、日本じゅうの家に広がることをむしろ望んでいます。まずは、住宅
業界が一丸になって、住まい手の"健康"について真剣に向き合うことが
重要だと思います」（石井執行役員）と、「HED-Net」などで構築された
技術も開放し、住宅業界全体の動きにしていきたいと語る。

石井執行役員は、自動車業界の動きを例に挙げ、次のように提案する。
「例えば、交通事故の年間死亡者は、ここ20年の間、1万人から約3000人
にまで大きく減少しました。もちろん、その要因はさまざま挙げられるで
しょうが、自動車業界の努力が挙げられると思います。例えば、エアバッ

「家が健康をつくりだす」

Homes that build Health

つながり
Connectedness

学び
Learning

健康
Health

急性疾患対応	経時変化	予防
In-home Early Detection	In-home Continuous Monitoring	In-home Prevention

積水ハウスは、「家が健康をつくりだす」のメッセージを明確に打ち出している。

(出典：積水ハウス)

クや自動ブレーキ装置など、ドライバーの命を守るための技術が反映されて、当初は標準装備ではなかったものも、業界を挙げて標準搭載化していった結果、大きな成果を出しているわけです」。

業界全体の動きになっていけば、住宅断熱強化において国が次世代住宅ポイント制度を導入したように、例えば「急性疾患住宅ポイント」や「ヘルスケア住宅ポイント」など新たな制度導入の可能性が広がる。積水ハウスは、住宅業界のリーディングカンパニーとして、将来を見通している。

■積水ハウス株式会社

所 在 地　〒531-0076　大阪市北区大淀中一丁目1番88号 梅田スカイビル タワーイースト
(本　社)　TEL：06-6440-3111　URL　https://www.sekisuihouse.co.jp/
代 表 者　代表取締役社長　仲井嘉浩
設　　立　1960年8月1日
資 本 金　2,025億9,120万円（2020年1月31日現在）
従業員数　16,616名（2020年4月1日現在）

SOMPOケア株式会社

「人間」と「テクノロジー」による
新しい介護の在り方を創造

介護データのプラットフォーム構築を図る

　ＳＯＭＰＯホールディングス（以下 HD）が、グループの新たな柱として位置付けているのが2015年から手掛けている介護・ヘルスケア事業だ。同部門を預かるＳＯＭＰＯケアグループ（以下ケア）の売上高はすでに20年３月期で業界第２位、施設介護や在宅介護等の急伸・充実ぶりは目を見張るものがあり、シニアリビング居室数約２万5600室は国内第１位を誇る。この広範な利用者数とそれに比例する高い信頼度が、以下のデータ活用プロジェクトを推進する基盤であると言えよう。

　少子高齢化の進展により近い将来、介護人材の需給ギャップ増大が懸念

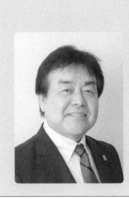

SOMPOケア株式会社　取締役執行役員 CDIO（最高データ・業務革新責任者）
岩本　隆博（いわもと　たかひろ）
1964年８月９日生まれ、兵庫県出身。関西大学商学部卒業。88年シスメックス株式会社入社、2009年株式会社メッセージ入社、16年取締役執行役員 戦略担当 兼 積和サポートシステム株式会社代表取締役社長、ＳＯＭＰＯケア株式会社入社、取締役 事業推進部長、19年４月よりＳＯＭＰＯケア株式会社 取締役執行役員 CDIO（最高データ・業務革新責任者）。

されている。そこで介護現場へ ICT やデジタル技術を導入し、テクノロジーを加味することで、介護サービスの質を維持しながら介護の省力化、効率化を図る、これが社会課題解決に資するとして高い期待が寄せられている。

　核となるのは、介護の現場を取り巻くさまざまな情報のビッグデータ化だ。同社は、16年から、まず業務システムの見直しを図り、19年度までに、同社が運営する各種施設の介護記録やケアプランの計画など、平素業務のおおよそをリアルデータ化し、毎日蓄積できるようになったという。同社の岩本隆博 CDIO は、「現在ＳＯＭＰＯグループ全体でリアルデータの活用による社会課題の解決を目指しており、介護現場で蓄積したデータを、当社のみならずグループ全体で有効活用すべく、１年かけてデータ戦略の企画を練り上げてきました」と経緯を語る。

　この流れにのっとり19年11月、HD は米国の Palantir Technologies Inc. とともにビッグデータ解析ソフトウェアプラットフォーム事業を展開する「Palantir Technologies Japan 株式会社」（以下、パランティア・ジャパン）を共同設立した。介護・ヘルスケア事業だけでなく多分野にわたるデータの利活用により DX（デジタル・トランスフォーメーション）を推進する。20年３月よりケアにおいてトライアルを展開、同夏にはケア全社のプロジェクトに対しパランティア・ジャパンの解析ソフトを導入して、介護データの有効活用に向けた解析が本格的に動き始めた。

　一方、19年２月５日、HD とケアは、「人間」と「テクノロジー」の共生による新しい介護の在り方を創造するプロジェクト、「Future Care Lab in Japan」（以下、グループのラボ）を開設した。ここでは ICT・デジタル技術の有効活用と、人が本来携わるべき介護の定義を通じて持続可能な介護モデルの構築などを研究する。

　またケアにおいては20年８月「未来の介護創造プロジェクト」を立ち上げた。社会課題の解決に向け、今までの介護の生産性を、品質を落とさず倍にして、今までの人数でより多くの方にサービスできる状態を目標とする。パランティア・ジャパンのデータ解析やラボの実証などを取り入れな

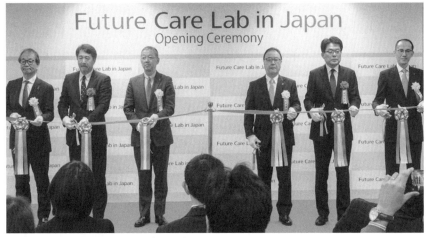

Future Care Lab in Japan オープニングイベント

（出典：ＳＯＭＰＯケア）

がら、25年段階で介護の現場が実際に変革することを目指すという。「研究だけで終わっては意味がありません。介護の最前線に成果となって現れ、かつご利用者、ひいては社会に受け入れられるよう、ケア全社一丸となって実現したいと考えています」（岩本氏）。

1万8000床でバイタルデータを取得

そして2020年からは、データ収集の裾野を大きく広げる新たな展開が始まった。5月、HD はパラマウントベッド HD との業務提携に合意、ケアの介護付きホーム約1万8000室の全居室に、利用者の了解のもと、パラマウントベッドが開発した睡眠計測センサー「眠り SCAN」を導入する。国内屈指のサンプル数と介護の良質なリアルデータが集約されたプラットフォーム構築を目指すという。

「眠り SCAN」はベッドマットレスの下に設置する体動（寝返り、呼吸、脈拍など）センサーで、介護施設などにおける入居者の睡眠・覚醒・起き上がり・離床などを端末にリアルタイムで表示する。当然、入居者の体調に変化が生じれば、常時とは異なる数値が表示される。これまで介護

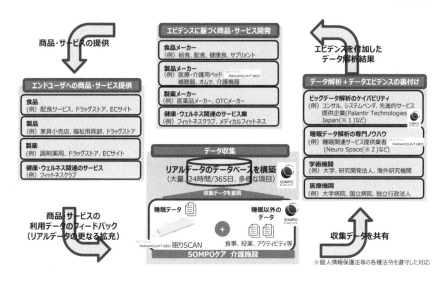

パラマウントベッドHDとの業務提携におけるビジネスイメージ図
（出典：ＳＯＭＰＯホールディングス）

　施設の夜間見守りは、職員が周期的に居室に様子を見に行っていたため負担が大きかったが、入居者の状況、異常の有無を遠隔で検知できれば、それだけでも職員の負担が少なからず軽減される。また病気罹患の兆候をデータ分析によって掴めれば、迅速に医療機関で診察を受けることもできる。

　また、ケアでは「眠りSCAN」による睡眠データに加えて、食事、投薬、アクティビティ等を含めた介護データ全般のデータベースを構築していく。対象者も多数なら個人のバイタルデータも多岐にわたり、結果として膨大な量のリアルデータを集積したプラットフォーム構築が可能となる。

　「眠りSCANは、北海道から熊本まで、当社が全国で運営する介護付きホームの全居室に配備します。これほどの規模のデータを同環境下で持続的に取得することに大きな意味があり、かつ初めての試みだと思います。

これまでもデータを基に現場の負担軽減を図る必要性は指摘されてきたのですが、残念ながらサンプル数が少なく、解析結果から現場で改善案などを試みるまでに至りませんでした。しかし今回、１万8000室という膨大なデータに裏打ちされることで、パターンの抽出とモデル化が図られ、現場での実践もより汎用性の高いものになると期待されます」（岩本氏）。そしてこのデータ収集は施設だけでなく、在宅における要介護者についても同構造で可能となる。近い将来、どの高齢者施設においてもベッドが不足すると想定される状況下で、いち早く在宅介護の状況をデータ取得によって詳細に認識しておくことは、やがて大きな意味を持つはずだ。

　将来的には、プラットフォームに蓄積された大量の収集データの解析によりリアルデータの付加価値を向上させ、データエビデンスに基づく高機能・高品質なサービスをエンドユーザーへ提供することが求められる。例えば投薬や介護サービスと要介護度との相関分析による要介護度改善ソリューションの提供、認知症や MCI（軽度認知障害）の早期発見・予防・改善、さらには健康食品や運動プログラムを始めとする生活習慣病予防のサービス提供などが考えられる。同社の確かな実績とパラマウントベッドの技術が連携して豊富なデータ収集を可能とし、それをパランティア・ジャパンなどで信頼度の高い解析にかけ、エビデンスを付加して新たな商品・サービスの開発を図り、市場に提供することでさらに広範なデータの収集を行う──こうしたサイクルの確立によって、社会課題そのものであった介護の現場が逆に解決の最前線となる、同社はそのスキーム形成の先鞭をつけたと言えるだろう。

■ アセスメント可視化などの「科学的介護」

　ケアでは2020年５月、介護サービス利用者の自立支援や QOL 向上、社員の業務負荷軽減および介護現場の生産性向上を目的とする「ＳＯＭＰＯ ケア　リアルデータ経営」を始動させた。前出の体動データをはじめ、事業活動に伴うあらゆる情報をデータ化し、一気通貫で管理するプラットフォームを構築して、社員の経験や直感に頼らず明確なエビデンスに基づい

た「科学的介護」の実践を目指す。「ご利用者に対してはケアマネジャーが定期的に個人についてのアセスメントを行っているのですが、その結果をできるだけ可視化・定量化してより広く情報を共有したい、という思いがこの科学的介護実践の根底にあります。そのアセスメントの結果を点数化し、その方の1年前の点数が現在どうなっているかチェックし、前年より点数が悪化していたらその原因は何か、検証と精査ができればその後の適切な対処につながります。また、ご本人の状態に即した対応を図ることでより効果的な支援も可能となり、将来予測をお示しできれば健康増進に向けたご本人やご家族の行動変容も喚起できるのではないかと考えています。例えば、今より少し食事や生活習慣改善を心がければ、3年後5年後もご自身で歩けるのではないでしょうか、といったように」(岩本氏)。このように個人について定点観測を行うことで、将来生じ得る予測を描くと同時にその予防的対応を図る、それが経験や暗黙知に偏重しない、「科学的介護」の姿となる。

受診する医療機関が変わった時、患者に効果的な診察ができるようレセプトデータの共有化が求められて久しいが、それは介護の分野においても同様だ。事情によって施設の転居を要する高齢者に対し、これまでどのような支援を受けていたのか、直近の体調変化の状況は——等々の介護データを転居先でも共有できれば効果的、効率的な介護に直結する。全員一律ではない、一人ひとりに合わせた質の高い、かつ負担の少ない介護の実践が「科学的介護」によって萌芽しようしている。「将来的にはそうならないといけません」と岩本氏。「個人的な夢ではありますが、当社が築いたノウハウを囲い込むのではなく、オープン化、一般化し、医療情報と一体化した医療・介護情報として、個人が今どこで介護を受けているのであれ、国・地方自治体など公共がこれをしっかり把握していることが最も美しい状態であると思います」。

地方自治体・団体などとの持続的な関係構築を目指して

しかし一連の構想を進めている中、新型コロナウイルス感染症が発生し

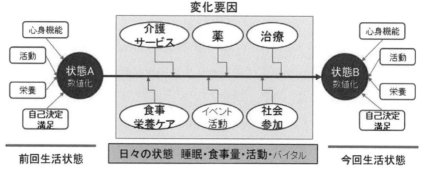

ＳＯＭＰＯケア　リアルデータ経営のイメージ図

（出典：ＳＯＭＰＯケア）

た。「罹患した場合、高齢者は重症化する確率が高い、これが最も難問で
す。施設にご入居されている方は365日24時間、当社でサービスを提供し
ていますが、罹患防止を念頭に置きつつ日々の介護を行うのは非常に消耗
する事態です。また入居者ご本人に対するご家族、ご友人の面会について
も、葛藤があります」。同社ではコロナ禍以前からグループのラボにおい
て、プロジェクションマッピングを投影し入居者が家族と過ごしたり外出
した気分を疑似体感できるVR（ヴァーチャル・リアリティ）技術の活用
検討を進めてきたが、リアルな面会が著しく制約された状況下で現場の需
要が急速に高まり「一刻も早くご希望を叶えられるよう鋭意進行中です」
（岩本氏）という。不測の事態が契機とはいえ、高齢者支援のテクノロジ
ーは今後ますます多様化、高精度化が求められていくようだ。

　むろん、適度な距離感の維持は高齢者と施設職員の間においても同様
だ。従来通りの接触では双方感染のリスクがあるが、一方でやはり介護は
対人を基本とするため完全遠隔での介護は現実的ではない。ポスト・コロ
ナの現在、介護の現場で感染リスクを回避しつつ介護サービスの品質を維
持し、職員の負担軽減も同時に図るには、同社が進める効率化、省力化の
推進、テクノロジーによる補完が従来にも増してより一層、意義あるもの
となるだろう。取り組みのさらなる加速化が必要とされていることを岩本
氏も強く実感しているという。実際に2020年7月、グループのラボが、厚

生労働省が推進する「介護ロボットの開発・実証・普及のプラットフォーム構築事業」におけるリビングラボとして選定されている。計6施設が選定されたが社会福祉法人や学識研究機関が過半を占める中で、民間では同社のみである。

　少子高齢化対応の重要性は、地方自治体においてより認識されているところであろう。そのためケアの事業推進にあたっては地方自治体、社会福祉法人など関連団体との密接な連携が求められる。「私たちが進めてきた事業の実績を自治体などに広く発信することで、良い意味での"仲間"を多くつくっていきたいと考えています。ビジネス的利益を第一に追求するのではなく、かといってコストを全部負担することも難しい、従って高齢化に向き合う全てのプレイヤーが応分負担し、成果を広く分かち合うことで、介護現場を効率化し、持続的な発展が図られれば何よりです。介護は社会全体で考えていくべき課題ですので、自治体、関係団体各位から私たちに、気軽に声をかけていただければありがたいですね。一緒により良い介護を目指していきたいと思います」と、岩本氏は力強く締めくくってくれた。

■SOMPOケア株式会社

所 在 地▌東京都品川区東品川四丁目12番8号　品川シーサイドイーストタワー
(本　社)　TEL：03-6455-8560（代表）　URL：https://www.sompocare.com/
代 表 者▌代表取締役会長CEO　笠井　聡
　　　　　代表取締役社長COO　遠藤　健
設　　立▌1997年5月26日
資 本 金▌39億2,516万円
従業員数▌連結：23,387名（パート社員含む）※2020年3月31日現在

SOMPO ひまわり生命保険株式会社

健康応援機能を加えた 「Insurhealth®」を 新たな価値として

国民の健康をサポートする「健康応援企業」へ

　SOMPO ひまわり生命は、2010年4月に設立された SOMPO ホールディングスの一員として、国内生保事業を担っている。同事業は2019年度利益予想1,280億円のうち340億円を占め、国内損保事業、海外保険事業に次ぐ主要な柱に位置付けられている。これら各事業に次いで事業の一翼を担うと期待されているのが介護・ヘルスケア事業だ。グループ全体の売上比率では、まだ5％ほどにとどまるが、現在わが国が抱える社会課題を鑑みた時、同部門の大きな需要と高い成長性が見込まれるのは間違いないだろう。

　世界第1位の高齢化率26％を示す日本ではあるが、WHO（国際保健機

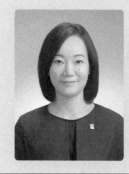

**SOMPO ひまわり生命保険株式会社
執行役員　事業企画部長
中川ゆう子**（なかがわ　ゆうこ）
1972年大阪府生まれ。2016年3月損保ジャパン日本興亜ひまわり生命保険株式会社（現 SOMPO ひまわり生命保険株式会社）入社、20年4月当社執行役員事業企画部長（現職）

■ 日本の社会課題を踏まえ、当社は国民を健康にする「健康応援企業」への変革を目指し、保険本来の機能に
　健康応援機能を加えた「Insurhealth（インシュアヘルス）」を新たな価値としてお客さまへ提供。

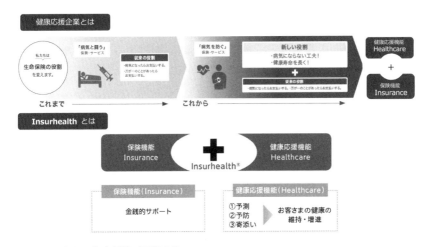

SOMPO ひまわり生命保険が目指す姿

（出典：SOMPO ひまわり生命保険）

関）によると18年時点の日本の健康寿命は74.8歳で、世界第１位の座をシ
ンガポールに譲り、第２位に後退した。同平均寿命（男性81.25歳、女性
87.32歳）に対し、健康寿命の差は、男女それぞれ6.45歳、12.52歳となっ
ており、健康寿命と平均寿命の差をいかに埋めていくかが国としての大き
な課題になっている。

　当然ではあるが、高齢化につれて、医療・介護などのサポートに要する
期間も長期化する。そのため医療費も年々増大し、人材も含めて介護に要
する社会資源が年々逼迫しているのが現実だ。医療費の削減を図るには高
齢者個々の健康寿命延伸を推進していくほかはなく、そのためにもヘルス
ケア・ウエルネス・予防の重要性が近年ひときわクローズアップされてい
るわけだ。

　こうした状況に対し、同社は、国民の健康をサポートする「健康応援企
業」へ生まれ変わるべく、保険本来の機能に健康応援機能を加えた
「Insurhealth®（インシュアヘルス）」を新たな価値として顧客に提供して
いく方針を打ち出している。「Insurhealth®」は、保険商品に健康応援機

能・サービスを融合させて、ソリューションを形成する新たなビジネスモデルだ。健康寿命延伸社会への貢献に向けて、従来の生保各社にない新たな価値の提供に注力しているとも言える。

　同社執行役員の中川ゆう子氏は、これら保障に対する考え方の変化についてこう語る。「一昔前はいわゆる一家の大黒柱に万が一のことが起きた時、家族に保障を残しておくというのが、従来の生命保険ビジネスのスタンダードでした。しかし当社では、昨今、多くの人々のニーズが、起こるかもしれない未来に対する備えだけでなく、未来のために今この現在をどう守っていくか、生きていくかに変容してきたと前向きに捉えています」。

　つまり、同社は、健康寿命の延伸と生存保障の確保、その相関が生保事業の新たな社会的役割になりつつあるとの考え方をもとに、死亡保険から医療保険など自分自身の生存保障を重視した商品の開発に努めているわけだ。中川執行役員は、「私たちは、これまでは、まさに不測の事態が生じた時しかお客さまを支援することができませんでした。しかし技術の進展にのっとり、ヘルスケア、健康予防に関してはその人の日々の健康状態のチェック、現状に基づく将来予測、正しい生活習慣のアドバイスなど、常にお客さまに密着したサービスを提供することが可能となりました。万が一の金銭保証ではなく、万が一の事態が起きないよう応援するサービスの提供、これによって国民の健康増進、高齢者の健康寿命延伸に寄与できると考えています」と説明する。

商品・サービスの相次ぐ開発でラインアップを充実

　こうした考え方をベースに、SOMPOひまわり生命は、「Insurhealth®」を具現化したさまざまな商品・サービスを相次いで開発。ラインアップの充実を図ってきた。

　2016年9月より、同社初の健康支援サービスとなる健康情報配信アプリ「リンククロス シル」を、翌17年4月にはお散歩アプリ「リンククロス アルク」を提供。「いずれも、契約者の方だけでなく、全てのお客さまがご利用いただけるよう開発、リリースすることで、お客さまの健康をサポ

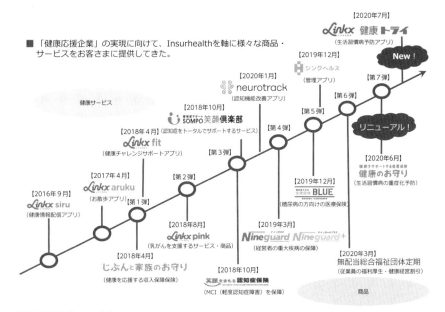

■ 「健康応援企業」の実現に向けて、Insurhealthを軸に様々な商品・サービスをお客さまに提供してきた。

健康応援企業への進化：Insurhealth

ートしてきたわけです」と中川氏は振り返る。

　18年4月からは保険商品と健康サービスの連動を高める方向のもと、収入保障保険「じぶんと家族のお守り」の販売を開始。喫煙状況と健康状態を基準に顧客の保険料を設定し、契約後にそのいずれかが改善した場合には保険料が下がる仕組みを打ち出した。契約者は、将来の収入保障とともに、同社が提供する健康サービスを受けることが可能で、サービスに基づいて健康項目をクリアすれば、健康面と料金面のベネフィットが受けられる。

　さらに注目を集めたのが18年10月に発売した「笑顔をまもる認知症保険」だ。これは、顧客がMCI（Mild Cognitive Impairment＝正常と認知症の中間である軽度認知障害）になった場合に給付金が支払われる保険商品。この場合、当人がMCIの状態になりつつあることを自身でできるだけ早期に認識することがポイントになる。

　また、「糖尿病の方の保険　BLUE」もニーズが高い。「BLUE」は、糖

尿病の重症化予防を主眼に保険とサービスを融合させた商品で、従来、既往症のある顧客に対しては加入のお断りや保険料の高額化が一般的だったが、同商品は、未病状態はもちろん軽度糖尿病に罹患した人でも加入できるのが大きな特長だ。提供するサービスは生活習慣改善支援が主となっており、このサービスを使いながら、HbA1c 値（ヘモグロビン・エーワンシー＝糖化ヘモグロビンの割合）が 1 年間で7.5％未満になるなど所定の条件を満たすと、保険料の 1 か月分相当額が還付金として受け取れる。さらに 5 年後、直前の測定対象期間の HbA1c 値が7.5％未満であり、かつ、保険期間中に入院や手術の給付金の支払がなければ、これまで入れなかった通常の医療保険に移行することができる、という加入者のモチベーションも高めるメニューも用意されている。

　そして20年 6 月に発売し、早くも同社最新の主力商品になりつつあるのが、「健康をサポートする医療保険　健康のお守り」だ。これは、生活習慣病の重症化を予防するサービスと、医療保険とを融合して提供する商品。高血圧症、脂質異常症、糖尿病のいずれかで投薬治療を開始したタイミングで、顧客に健康回復支援給付金が支払われると同時に、生活習慣病の重症化予防のための、より高度なサービスが提案されるというスキームになっている。

　同社は、「健康をサポートする医療保険　健康のお守り」をリリースしたと同時に、「リンククロス 健康トライ」という新しいアプリのサービスも開始した。これは年 1 回の健康診断の結果を読み込み、6 年後の疾病リスクを予測、そのリスクを可視化することで回避に向けた当人の生活習慣改善を促す、予防に向けた意識を高める仕組みで、同社の保険全契約者・被保険者が利用可能になっている。

■ 最新テクノロジーを駆使した予測・予防機能

　SOMPO ひまわり生命のこうしたさまざまな商品やサービス展開を可能にしているのが、データに基づく予測や予防機能における最新のテクノロジーと言えるだろう。

　例えば、ニューロトラックという米国シリコンバレーの企業と提携し、当人がスマートフォンの画面を見た時に目の動きを捉えて認知機能の水準・状態を検知できるというシステムが採用され、「笑顔をまもる認知症保険」において保険商品とともに提供されている。

　また「リンククロス　健康トライ」は、前述の通り健診データを読み込んで疾病リスクを可視化するサービスだが、その中の機能の一つにイスラエルの企業と提携した「ストレスチェック」がある。これはアプリに表情を投影すると顔の表面から心拍のデータを取り込み、現在のストレス状況が数値化されるという画期的なテクノロジーだ。

　このように、同社では国内外を問わず、グローバルにパートナーシップを組むことで「Insurhealth®」のソリューション提供を推進しているとともに、同社の強みにもなっている。こうした流れを受けて、2020年1月、同社は、米国ラスベガスで開催された世界最大規模の家電見本市「CES 2020」に日本の保険業界として初の単独出展を果たした。「Insurhealth®」の概念発信と、最新テクノロジーを活用した契約者向け新ヘルスケアサービスの展示が行われ、特に認知症予防やストレスチェックは、現地メディアをはじめ来場者から大いに注目を集めたと言う。

健康応援企業としての進化を図る観点から、社員と家族の健康増進を

　SOMPOひまわり生命は、「あなたが健康だと、だれかがうれしい。」を企業スローガンとして掲げ、健康応援企業としての進化を図る観点から、「まずは社内の足元を固めるべく社員とその家族の健康維持・増進を進めてきています」（中川執行役員）。

　全社員3,000名に対し、ウェアラブル端末を貸与し、日々のデータを収集して、生活習慣と健康状態の相関もチェックしている。

　また、同社は、2017年より年に1回、クアオルト・プログラムを実施している。クアオルトとは、ドイツ語でクア（Kur）「治療・療養、保養のための滞在」とオルト（Ort）「場所・地域」という言葉を組み合わせた

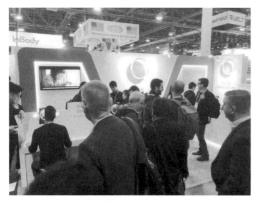

CES 2020での出展の様子

造語で「健康保養地・療養地」を意味する。

同社が実施するクアオルト・プログラムの内容は、自然環境を活用した健康増進に向けたウォーキングの実施や、地場産食材を使った栄養バランスの優れた料理の提供、温泉施設との連携などがプログラム化され、毎年、80％以上の社員が参加していると言う。

中川執行役員は、「クアオルト・プログラムは、健康増進や地自然環境への関心はもとより、社内コミュニケーション向上という複合的効果ももたらしています」とほほ笑む。

さらに、同社は、勤務時間内の禁煙に加え、20年春の新卒採用者の応募条件に「非喫煙者もしくは入社時点で喫煙されない方」という要項を付加して話題になった。むろん若手だけでなく、一定の役職にある社員はもれなく非喫煙に移行していると言う。実は、この流れは、同社が先鞭を付けた形で、産業界他分野の企業でも徐々に追随する動きが広がっている。健康増進を図る上で禁煙は必須。顧客に健康増進を支援するならばまずわが身から、という強い決意の表れと言えよう。

昨年には、ビジネスマンの間で昼休みの間に短く集中的に仮眠をとることが集中力向上につながるという仮眠の奨めが広がっているトレンドを受け、同社では、オフィスの1フロアに仮眠ルームを備えた「ひまわりラウンジ〜サンテリエ〜」という多目的スペースをオープン。社員の利用を促し、日々のコンディションを整え、業務の生産性向上も進める。同社のこうした動きは国からも高く評価され、国が進める「健康経営銘柄」（SOMPOホールディングス株式会社として選定）には2年連続、「健康経営優良法人ホワイト500」は4年連続で認定されている。

■「Insurhealth®」を軸に、地方自治体とも積極的に連携を

実は、健康寿命延伸の重要性を切実に感じているのは、少子高齢化がより著しい地方自治体において、であろう。そこで、SOMPO ひまわり生命は、「Insurhealth®」を軸に、地方自治体とも積極的に連携。健康増進活動に寄与・貢献する方針を明らかにしている。例えば、神奈川県では県民の健康増進・未病改善を目的として民間アプリを対象に「『マイ ME-BYO カルテ』連携アプリケーション認定制度」を開始し、「リンククロス アルク」が認定アプリ第1号として連携を行った。

浜松市では「浜松ウエルネス・ラボ」に加わり、浜松市民のさらなる健康寿命延伸のため、「糖尿病予備群領域」と「認知症領域」にて実証事業を実施。このうち「糖尿病予備群」領域の実証事業に関して、経済産業省の補助金採択が決定した。他にも札幌市や東京都など、自治体の規模を問わず多彩な活動に積極的に参画している。

中川執行役員は「地方自治体との連携事業は、これまで単独ではなし得なかった住民の皆さんのニーズに触れる貴重な機会だと捉えています。そうした新しいお客さまとなり得る方々の意識・行動変容にどう関わっていけるのか、お客さま対応のノウハウも含めて習得していきたいテーマです」と同社の自治体戦略を解説する。全国の自治体が目指す方向をSOMPO ひまわり生命はしっかりと見つめている。

■ SOMPO ひまわり生命保険株式会社

所 在 地（本 社）▌東京都新宿区西新宿六丁目13番1号新宿セントラルパークビル
TEL：03-6742-3111　URL：https://www.himawari-life.co.jp/
代 表 者▌取締役社長　大場康弘
設 立▌1981年（昭和56年）7月
資 本 金▌172億5千万円
従業員数▌2,661名（2019年度末）

武田薬品工業株式会社

地域医療の支援から、
将来の医療提供体制の礎を築く

製薬企業の強みを生かして地域医療の課題解決を支援

　武田薬品工業株式会社は、2016年10月に「リージョナルアクセスストラ
テジーグループ」を新たに立ち上げ、地域医療の支援活動を行っている。
現在は日本全国をエリアごとに分割して担当者を置く体制だ。全国の医療
関係者にアクセスできる製薬企業の強みを生かし、医療従事者と地方自治
体の行政担当者との橋渡しを行い、また地域の基幹病院の院長、都道府県の
医師会とも対話を重ね、それぞれの地域における課題解決を支援している。

　地方自治体同士、医療機関同士は、県をまたぐほど広い範囲で連携して
いることは多くない。そのため、ある自治体で成功事例があっても、他の
自治体ではそれを知ることが難しい場合がある。そこで、武田薬品工業が

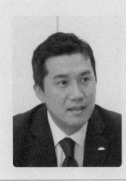

**武田薬品工業株式会社 ジャパンファーマビジネスユニット
医療政策・アクセス統括部 リージョナルアクセスストラテ
ジーグループ グループマネジャー**

長島　邦明（ながしま　くにあき）

1978年生まれ、三重県出身、京都薬科大学大学院薬学研
究科薬学専攻修士課程修了。2003年に武田薬品へ入社
し、MR（医薬情報担当者）として10年間、活躍。その
後、営業戦略部門を経て、16年10月より医療政策・アク
セス統括部へ異動。19年2月より現職。

全国の成功事例や、その背景にある要因について情報共有し、施策の導入をサポートしている。ときには、行政担当者同士を直接オンライン会議でつないで、課題解決に向けた意見交換を行うなど、

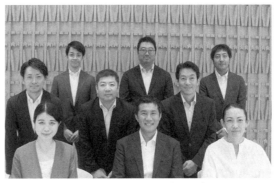

リージョナルアクセスストラテジーグループのメンバー

情報交換や議論の場を構築することに力を注いでいる。また、自治体の職員は2年程度で部署異動し、ジョブローテーションが図られるため、担当分野の幅広い前提知識や、長期的な視点を持つことが難しい場合がある。そこで、継続して情報を蓄積している武田薬品工業が、地域医療を担当するその時々の自治体職員に最新の情報や過去の経緯を説明することも行っている。これは、「リージョナルアクセスストラテジーグループ」が、武田薬品工業の中でも医療政策を専門とする組織から生まれ、医薬品に関する知識だけでなく医療関係の制度面にも豊富な知識を持っているからこそできる支援といえる。そうした強みを生かして、これまでは主に「地域医療構想」「地域医療連携推進法人」「在宅医療」「健診の受診率向上」「医療・介護データの活用」といったテーマに取り組んできた。

■ 地域医療の支援は、医薬品アクセスの維持・向上につながる責務

　直接は収益に結び付かないにも関わらず、これら多岐にわたる支援活動を行う理由をグループマネジャーの長島氏はこう語る。「製薬企業として、サステナビリティのある医療提供体制を構築するということは当然の責務であるという考えを持っているためです。支援活動を始めた当初から、そうした考えのもとに専門のグループを組織しました」

　パイロット的に活動を開始した2016年は、都道府県が各自の「地域医療構想」を策定している時期であったため、地域ごとにある医療上の課題の

全体像をまとめて、それをもとに地方自治体とディスカッションを行うことから始めた。「地域医療構想」とは、医療・介護需要が最大化すると予測される25年時点で必要となる医療提供体制を見据えて、都道府県がそれぞれの地域の医療の実情に応じて医療計画を立てるというものだ。医療提供体制を構成する大きな要素の一つが医薬品へのアクセスであるため、この「地域医療構想」を支援することは、武田薬品工業にとってはむしろ自然なことであった。さらに、同社が常に考えている「切れ目のない医療の提供」、つまり医薬品へのアクセスを途絶えさせないことにもつながり、製薬企業としてのサステナビリティをもたらすという考えもある。

　なぜ地域ごとに考えるのか。医療提供体制の構築には、地域ごとの病床数や医師数といった医療リソース、人口構成などの要素が関わるためだ。地域によって医療を取り巻く課題も異なってくるので、各地に同じ情報を発信しても効果は薄い。そのため、双方向のコミュニケーションを通じて、オーダーメイドで支援活動を考えていく必要がある。「製薬企業は、基本的には自社の医薬品に関連する疾患の患者さんしかサポートできません。それだけに、少なくともその患者さんたちには、医薬品以外の価値提供も行いたい。この思いが支援活動を通じて地域医療を担う方々に伝わり、同じ方向性を持つことができるようになりました。その結果、さまざまな形で各地の地域医療に貢献できています」（長島氏）

　こうした武田薬品工業の取り組みについて、北海道保健福祉部地域医療推進局地域医療課の担当者からは次のようなコメントがあった。「地域医療の課題はエリアの状況によってさまざまですが、武田薬品工業の担当者からはいつもこちらの状況を踏まえた情報提供や、ディスカッションをしていただけたことをとても感謝しています。また、全国の先進事例やユニークな取り組みなどを参考にするケースは多々ありますが、会議の資料やインターネットなどで公表されている情報は、どうしても表面的なものにならざるを得ず、自身の属するエリアでも応用可能か分かりにくい場合があります。本来であれば視察などを行い、本質を捉え、その取り組みのエッセンスを取り込んでいきたいのですが、スケジュールや予算の関係でな

かなか頻繁に行えるものでもありません。そのような状況で、武田薬品工業から取り組みのエッセンスも含めた情報提供をしていただけたことは、とても助かりましたし、参考になりました」

地域と組織の枠を超える、幅広い支援活動

　最近の成果としては、2020年5月29日に発表された、神奈川県と連携したプロジェクトがある。これは通院が困難なパーキンソン病患者が自宅にいながら充実した疾病管理ができる環境を実現するために、オンライン診療・服薬指導・薬剤の自宅配送を通じて、パーキンソン病患者とその家族をサポートするとともに、ウェアラブルデバイスと専用アプリケーション「モニパド」を用いて症状をモニタリングし、加えて薬の利用状態なども記録するものだ。19年9月に締結された「神奈川県における地域医療の充実及び医療費の適正化の推進等に係る連携・協力に関する協定」に基づき、神奈川県が把握している患者の悩み、医療上の問題点をもとにした将来構想についての議論が土台となっている。「パーキンソン病の特徴的な症状は、手足の震えや動作が遅くなるなどの運動症状ですが、1日の中での変動が激しく診察室の外で症状が起こる場合もあります。従来、医師はそれらを目にすることができなかった。しかし、デジタルデバイスがその問題を解決しました。このモニター結果から、患者さんのQOL（生活の質）や満足度の評価を行うプロジェクトがスタートしました。地域住民の健康を深く考える神奈川県の思いと、医療へのアクセスを向上させたいというわれわれの思いが合致した結果です」と長島氏は詳細を説明する。日本の多くの地域が人口減少傾向にある中で、神奈川県は今後も医療需要が増加し、医療リソースが不足するおそれがあるとい

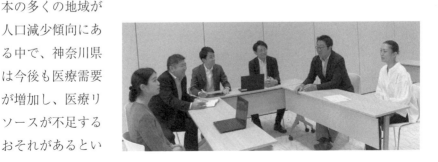

神奈川県

誰でも等しく良質かつ適切な
保健医療サービスを受けられる

×

Takeda

常に患者さんを中心に考え、
医療上の課題解決に向けて挑戦

目指す社会	・ **質の高い切れ目のない医療サービスにより、患者（住民）のアウトカム・QOLの向上** 　・ ウェアラブル等の新しいサービスを用いて、日常生活において患者が自ら健康管理できる 　・ 状態によっては、家にいながら症状把握・診察・医薬品の受け取りまでの医療サービスが完結できる 　・ リアルタイムのデータを元に適切な時期、場所での医療を享受できる ・ **新たな市場・産業の創出される医療社会** 　・ プラットフォームへ様々な産業の企業がオープンに参加できる体制とし、イノベーションを生み続ける 　・ 患者を起点としたデータを元に、新しいサービスの開発
患者・住民 のメリット	➢ 患者・介護者が、診察と診察の合間においても、今まで以上に自分の症状を的確に把握できる ➢ 医療関係者に対して、自らの症状を的確に伝達できる ➢ 通院の身体的・経済的な負担の軽減できる ➢ 患者データを基にした、症状予測、最適な医療の提供（プレシジョン医療）によるQOLの向上ができる ➢ 患者データを基にした新しいサービスをいち早く享受できる

武田薬品工業が神奈川県と連携したプロジェクトの概要

（出典：武田薬品工業）

う特有の課題を抱えている。そこで、パーキンソン病を対象にしたプロジェクトを糸口に、将来的にリソースの効率的な配分、有効活用ができる方策を見つけ出そうとしているのだ。

　異なる地方自治体の共通する課題を支援したのが、栃木県と高知県をつなぎ合わせた例だ。19年11月、栃木県日光市で地域医療連携推進法人「日光ヘルスケアネット」が発足した。地域医療連携推進法人とは、安定的に医療が提供されるよう、地域の医療機関が一体となって医療提供体制の維持・確保を図るための枠組みだ。日光市では、進行する過疎化の中でも医療・介護を継続して提供するために導入されたもので、栃木県が立ち上げの支援を行った。ちょうど、高知県では県西部に位置する土佐清水市において、過疎地での医療体制継続のため、地域医療連携推進法人の設立の検討が進んでいた。それを知った武田薬品工業が、全国でも特に「日光ヘルスケアネット」の事例が参考になると考え、高知県健康政策部医療政策課との仲立ちをした。担当者同士を直接オンライン会議でつなぐことで情報共有の場を設けたのだ。従来、電話や直接の面談がしづらかった他県の職員同士の関係を近づけ、法人設立に至るまでの、経緯や注意事項といった詳細な情報を共有することができた。これらの取り組みにより得たノウハウを参考に、20年3月31日に新たな地域医療連携推進法人が認定されるに至った。

　さらに、自治体同士だけなく、自治体と住民との関係強化にも活動の幅は広がっている。19年3月に包括的連携協定を締結した山口県光市では、特定健診の受診率が停滞していることが課題となっていた。同市の17年までの受診率は28%前後にとどまっており、30%台に向上させることが目標となっていた。そのため、武田薬品工業は光市と連携し、市民の意識向上を狙って多彩な啓発活動を展開した。その1例は、高校の美術部に協力を呼びかけ、親世代に受診を促すポスターを制作するなどした啓発活動だ。さらにユニークなのは、地元の劇団と連携した、演劇による啓発だ。観客の健康意識向上を狙った台本作成から当日運営の計画にも参画しており、新型コロナウイルスの影響により開催は困難となったが、上演の当日は健診ブースの出展も企画していた。光市には、地域の医療提供に特化した部署が無く、こうした啓発活動についてもけん引役が不在の状況だった。しかし、武田薬品工業が地域と市民を結び付けようと橋渡しを行った結果、医療費抑制策などを扱う市民部市民課国民健康保険係との連携が実現し、地域ぐるみの活動を展開する足掛かりにすることができた。

　医療と行政をつなげたのは熊本県での例だ。16年4月に発生し多くの地域住民が被災した熊本地震をきっかけに、災害時にとりわけ支援を要する難病患者のため、平常時の備えを厚くすることを重要視する声が高まった。例えば、人工呼吸器を必要とする患者をあらかじめリストアップし、災害時でも滞りなく人工呼吸器を提供できる計画を策定すべきと訴えたのは熊本大学脳神経内科特任教授の中根俊成氏だ。しかし、常に医療の前線にいる医師が、行政も巻き込んだ活動を行うのは難しい。行政側でも、実は患者のリスト化や災害時マニュアルの策定を進めてはいたが、その周知まではできていなかった。そこで、従来から医師にアクセスしている武田薬品工業が行政との橋渡し役となり、医療と行政の連携体制を強化する目的で、情報交換する場を設けることができた。武田薬品工業はその声を仲介し広げる役割を担い、地域の医療の質の向上、ひいては患者の医療アクセス向上に貢献しようとしている。こうした支援活動が実を結び、地域の行政、医療の関係者からは、地域医療といえば武田薬品工業の名が挙がる

ような高い評価を得るに至っている。

■ 対話と信頼構築が将来の医療を築く

　しかし、ここに至るまでの道のりは決して平坦ではなかったという。「活動を始めた当初は趣旨をわかっていただけないこともありました。どうしても、純粋な支援活動ではなく営業目的があるのではないか、と思われてしまうのです」と長島氏は振り返る。

　製薬企業の活動においては、「利益相反」の観点が非常に重要だ。「利益相反」とは、医療でいえばある製薬企業や医療従事者にとって利益になることが、患者にとっては不利益になるといった状態のことだ。国民の生命・健康に大きく関わるため、他の産業以上に活動の透明性を確保し、説明責任を果たすことが重要視されていることから、製品のプロモーションにつながるような活動とは明確に切り分ける必要がある。そのため、この支援活動においては、営業部門とは一線を画した体制をとっている。また、活動内容が周囲から見て不透明にならないようにする必要もある。地方自治体と協定を締結するのは、活動の趣旨や目的が明確になるという理由もあってのことだ。しかし、協定を結ぶこと自体を成果と考えてはいない。そのため、協定がなくてもスムーズに進められる場合は、あえて協定を結ぼうとはしていない。

　こうして、透明性確保のために細心の注意を払い、持続可能性がある医療提供体制を築こうという信念のもとに活動を続けるうちに、企業姿勢を評価する声が増えてきたという。長島氏は、「自治体からの期待も感じられるようになりましたし、それと同時にわれわれからの自治体に対する理解も深まりました。地域住民に対する真剣な思いを実感するにつれ、さらに支援活動に力を注がなければいけないと考えるようになりました」と心境を話す。地域の課題について議論を重ね、徐々に信頼関係を構築してきた結果だ。

　武田薬品工業は、こうした支援活動を通じて、医療について関係者が対話する土壌を育もうとしている。「何かあったら武田薬品工業に相談しよ

う、と思われるような信頼関係を築いていきたいです。どんなルートでも構わない、地域医療について何か困りごとがあれば、私たちにアクセスしていただきたい。まずは対話・議論を入口として、課題についてともに考えていきたいです。そういう機会をたくさんいただけることが、私たちにとっての成果であり、評価であるとも考えています」と長島氏は話す。

新型コロナウイルスの拡大を受けて、医療を取り巻く状況は日々変化している。オンライン診療の時限的措置解禁や、オンライン服薬指導の解禁が早まったこともその一端だ。法令や診療報酬の変更内容と影響をいち早く整理し、地方自治体に情報提供するなど、支援活動に求められることは増え、ますます重要性が高まっている。医薬品の提供だけでなく、いわば地域の医療・ヘルスケア分野におけるソリューション提供も期待されている。

今後、武田薬品工業が注力していこうとしているのは難病・希少疾患分野だ。これまで生活習慣病や消化器疾患、神経疾患を中心として事業を展開してきたが、2019年1月、難病・希少疾患分野を主力事業とする製薬企業シャイアー社をM&Aで買収してその体制を整えた。難病・希少疾患の患者は、そもそも発見されずに苦しんでいるケースさえあるが、地域の行政・医療の協力により、支援を受けられるようになる可能性を見出している。難病・希少疾患に対する理解促進のための啓発活動や、早期診断を促すための支援を通じて、地域住民、地域医療にも貢献できると考えている。新しい活動だが、根本の考えは基本に立ち返って対話を重視し、人々の健康につなげていきたいということだ。

■武田薬品工業株式会社

所 在 地（本　社）▎〒103-8668　東京都中央区日本橋本町2-1-1　TEL：03-3278-2111（代表）

代 表 者▎代表取締役社長CEO　クリストフ・ウェバー

創　　業▎1781（天明元）年6月12日

資 本 金▎1兆6,681億円（2020年3月末時点）

従業員数▎従業員数：5,350名（単体）、4万7,495名（連結）（2020年3月末時点）

株式会社ファンケル

サプリメントの臨床研究を通じて、わが国の健康寿命延伸と予防医療の定着に貢献

　「われわれは食を介して、健康寿命の延伸に貢献できることを浜松市でぜひ実現しようと考えています」と株式会社ファンケル総合研究所ヘルスサイエンス研究センター・由井慶センター長は熱く語る。同社は、浜松市とともに官民合同で同プロジェクトを構成する研究組織「浜松ウエルネス・ラボ」に2020年度から加わり、認知症の早期発見、早期予防に向けた研究を本格的に進める。同組織に前年度から参加しているキリンホールディングス（キリンHD）株式会社と連携し、乳製品から抽出されたβラクトリンが認知症予防にどれだけ役立つかを実証していく。

　現段階で、認知症が発症した後の治療法は確立されていない。しかし、認知症は、発症する20年くらい前から、脳内では既に異常たんぱく質と言われるβアミロイドやリン酸化タウなどが蓄積され、脳の萎縮や認知機能

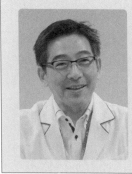

株式会社ファンケル　総合研究所
ヘルスサイエンス研究センター長
由井　慶（ゆい　けい）
1966年3月9日生まれ。神奈川県出身。
88年横浜国立大学工学部を卒業し、中外製薬株式会社に入社。
2004年株式会社ファンケルに入社し、14年より現職。
機能性食品、評価技術に関する基礎研究に従事。

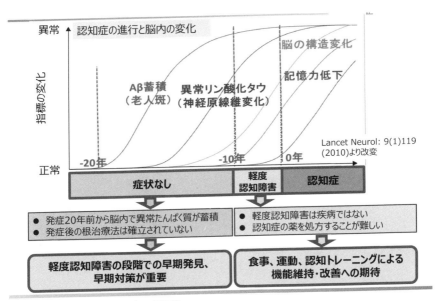

脳機能研究を通じた予防医療の必要性

（出典：ファンケル）

の低下などの病変が引き起こされることがさまざまな研究を通じて解明されている。従って、認知症の対策においては、「いかに早く認知症につながる変化を見極め、予防対策を講じることが非常に重要と考えています」（由井センター長）としている。

　さらに重要なポイントとして、由井センター長は「認知症には前段階の軽度認知障害（MCI）と呼ばれる段階がある」点を挙げる。MCI は、「認知症の一歩手前」と言われる状態で、認知症における物忘れのような記憶障害がでるものの症状はまだ軽く、自立した生活ができる場合も多い。このため、MCI は、疾病とは定義付けられず、通常の場合、投薬などの医療的な処置はできないことになっている。そこで、「食を通じた早期予防が大きくクローズアップされる」（同）というわけだ。

　ファンケルは、キリン HD とともに、βラクトリンをサプリメント（サプリ）に加工し、MCI を対象とした効果検証として臨床研究を進める。臨床研究は、国立大学法人浜松医科大学と社会福祉法人聖隷福祉事業

団の全面協力を得る。

においの研究を通じ、認知機能の低下の気付きと改善を探る

　ファンケルが「浜松ウエルネス・ラボ」において、臨床研究を進めていく上で、大きく注目しているのは、「認知機能が低下している気付きをいかに早く人々に提供できるか」（由井センター長）という点だろう。同社は、同ラボにおいて特定の"におい"に対する機能の低下（嗅覚低下）についても研究を重ねていくとしている。

　由井センター長は「簡便な嗅覚のチェックを行うことで、脳内活動の低下に気付ける可能性が大いにあります」と問題提起する。実は、脳内活動と嗅覚低下については、研究が進められており、認知症患者では、みかん、墨汁、ばら、ひのきなどの特定の"におい"に対し、「"におい"は感じても、何の"におい"かが分からない」という研究データも得られてき

嗅覚低下と脳内活動に関する当社の研究

- 認知症患者では、特異的な臭い（墨汁、ばら、ひのき）が分からなくなる（臭いは感じるが、何の臭いなのか分からない）
- 各臭気における嗅覚低下と脳内活動の関連性について、科学的エビデンス（脳内活動のイメージング）の取得
- 認知症患者との関連性
- 加齢との関連性

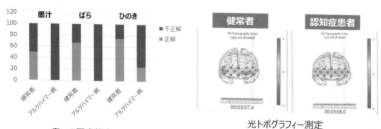

臭いの同定能力

光トポグラフィー測定
※認知症患者では、臭いを嗅いだ時の脳内活動の上昇が見られない

軽度認知障害の段階における早期発見に向けて

（出典：ファンケル）

研究の進展と応用

◎ 認知症により起こる特定臭素同定能の低下

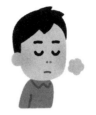

⇒ 軽度認知障害段階での
認知機能低下に対する気づき、チェック

⇒ チェックを行う上で適した臭素の選抜と組み合わせ

将来的には

⇒ 特定臭素を活用した脳内活動活性化・認知機能低下抑制

嗅覚研究の可能性

（出典：ファンケル）

ているそうだ。

　従って「われわれは、浜松ウエルネス・ラボの研究を通じて“におい”をもう少し定量化したいと考えています」と説明する。つまり、「“におい”のレベルが非常に強いものでも弱いものでも、人によっては感じたり、感じなかったりするので、キットを使って、客観的に判定し、認知症の早期発見に応用できる可能性がある」というわけだ。

　浜松は、全国ブランドになっている「三ケ日みかん」の産地でもある。「例えば、身近なみかんの匂いを通じて、浜松市民の皆さんに自分の脳の健康を意識してもらったり、脳の健康を維持するためには『どんなことを考えたらいいのだろうか』という気付きを持っていただくきっかけなれば」と願っている。

　また、由井センター長は、将来的には「特定臭素を活用した脳内活動活性化・認知機能低下抑制を目指したい」としている。

民間企業の立場から、「浜松ウエルネス・ラボ」を高く評価

　浜松ウエルネス・ラボについて「行政が音頭を取って、浜松医科大学・聖隷福祉事業団や浜松市医師会、歯科医師会、薬剤師会などと連携し、予防健幸都市を目指すというコンセプトは非常に素晴らしいと思います。従来のこうしたプロジェクトでは、観察研究が多い中で、同ラボの場合、介入研究により効果を実証できるのが大きなメリット。全国的に最も進んでいるモデルの一つだと捉えています」（同）と目を輝かせる。

　では、「浜松ウエルネス・ラボ」とは、どういう組織なのだろうか—。同ラボは、浜松市が提唱する「予防健幸都市」という新たな都市像のもと、市民の健康増進を本格的に進めるための「浜松ウエルネスプロジェクト」と呼ばれる施策を推進するエンジンの役割を果たす。同プロジェクトを推進する主体には、同ラボのほか、地元の産学官で構成される「浜松ウ

認知症予防を中心とした脳機能研究を介して、
高齢者が活き活きとした生活を送ることができる「予防・健幸都市
浜松」を実現する

　　◎期待される効果

　　　⇒市民の健康増進
　　　⇒市民の健康意識の向上
　　　⇒医療費の増加抑制

浜松ウエルネス・ラボを通じて

（出典：ファンケル）

エルネス推進協議会」があるが、同ラボはファンケルやキリンHD以外に、オムロン㈱、SOMPOひまわり生命保険㈱、住友生命保険（相）、第一生命ホールディングス㈱、日本生命保険（相）など大手民間企業7社で組織（2020年7月現在）され、さまざまな実証実験を行い、研究を積み重ねていくことが主な業務になる。もちろん、実証実験の成果は、各企業に帰属するが、最終的には、浜松市民に還元されることが目的とされている。従って、実験前に、行政の立場（浜松市）と臨床学術認定（浜松医科大学、聖隷福祉事業団）の双方の立場から「市民のためになる」との観点で審査される仕組みだ。

由井センター長は、「市民の健康と幸せの両方を求めていく行政のビジョンに、われわれの技術や研究が貢献できることが光栄ですし、将来に向けた新しい可能性を官民学が一緒に探究できるという意味でも非常にありがたい」と前向きに捉えている。

健康経営の観点からも、サプリメントの定着を

ファンケルは、「浜松ウエルネス・ラボ」以外にも、「行政との連携を積極的に進めていきたい」との考えを明らかにしている。なぜなら、同社では「健康経営を軸として、企業における従業員が活躍できる健康経営を推進している」（同）からだ。

同社が目指すポリシーとしては「一つ目の柱は化粧品事業で、正義感を持って世の中の『不』を解消しようと、無添加化粧品を通じて健やかな美しさを提供してきました。もう一つの柱は、サプリを通じた健康寿命の延伸を目指してきたわけです」と述懐する。

実際、健康食品がまだ日本で高価だった1994年に同社は、高品質・低価格なサプリメントの販売事業をスタート。結果的に、わが国でサプリを一気に身近なものにした功績は計り知れない。2004年には、わが国初のサービスとして、サプリなどの健康食品と医療用医薬品、一般医薬品、約3万種類の飲み合わせを検索する独自の「SDI（Supplement and Drug Interaction）システム」も開発した。

　だが、由井センター長は、「日本でのサプリ摂取率は、まだ約3割にすぎません」と肩をすくめる。ちなみに、サプリ先進国、アメリカでは「6〜8割の人々が何らかの形でサプリを摂取している」（同）そうだ。

　由井センター長は、「アメリカでは、医師も予防という観点からサプリ摂取を推奨しています。日本でも、日常の生活習慣を補うためのサプリメントの必要性は大きくなってきており、予防医療が浸透していくことを願っています。浜松市のように、行政が予防医療を行うことが、健康寿命の延伸に結び付き、取り組みを一緒に推進していきたい」と今後の地方自治体の行方に期待を寄せている。

食の三次機能の技術をより確かにすることが、予防医療に資する

　そもそも、普段、われわれが口にする食品には、三つの基本的な機能があると定義されている。まず一つ目の機能として挙げられるのが、人間にとって最も重要な栄養機能（一次機能）だ。次に挙げられるのが、食べた時の味覚や香りなど嗜好機能（二次機能）で、三つ目に挙げられるのが、健康の維持や向上に関与する生体調節機能（三次機能）とされ、予防医療にも大きく関わる。だが、反面、三次機能は「まだまだ研究途上の領域」の分野でもあると言われている。

　由井センター長は、「世界最速のスピードで超高齢化社会に突入したわが国こそ、三次機能に着目した研究が進められるべきと多くの著名な先生方が発言されており、社会もこうした状況をより受け入れていくことが、健康寿命延伸につながる近道かもしれません」と期待する。

　病気や介護を予防し、健康を維持して長生きしたいとニーズに応えるため、日本でも、2015年から、機能性食品制度が始まっている。消費者が食品を選ぶ際に、過度な不安や健康被害が起きないという視点から食品の中で健康への働きを表示できる「保健機能食品」は、「特定保健用食品（トクホ）」、「栄養機能食品」「機能性表示食品」の三つのグループに区分して表示されているので、多くの読者も目にしたことがあるだろう。

　ちなみに、「トクホ」は、消費者庁長官による厳しい認定基準があり、

国が食品ごとに効果や安全性を審査する。「栄養機能食品」は、既に科学的な根拠が確認されたビタミンやミネラルなどの国が定めた栄養成分を基準量含んでいる食品であれば、特に届け出なくても表示できる。一方、「機能性表示食品」は、消費者庁に必要な書類を提出し、企業の責任において健康への働きを表示できることになっている。

　由井センター長は、「ファンケルでは、「機能性表示食品」や「栄養機能食品」として、機能性をお客様にご理解いただけるようにサプリメントを開発しています。食の三次機能に大きく関わるだけに、臨床試験の結果も含め、メーカーとしての責任と技術力が如実に反映されます」と気を引き締める。

　さらに、「『浜松ウエルネスラボ』のスキームはもちろん、できるだけ多くの臨床研究を行い、当社の技術力をより確かなものにしていきたいですね。結局、これがわが国の予防医療、ひいては健康寿命延伸に役立つと確信しています」と結び、最後は大きな笑顔を見せてくれた。

■株式会社ファンケル

所 在 地 ▍横浜市中区山下町89-1
（本　社）　TEL：045-226-1200（代表）　URL https://www.fancl.jp/
代 表 者 ▍代表取締役社長　島田和幸
設　　立 ▍1981年8月18日
資 本 金 ▍107億9,500万円
従業員数 ▍1,055名　※2020年3月31日現在。契約社員・パートなどは除く。

富士通コネクテッドテクノロジーズ株式会社

地方自治体の高齢者向け施策を
デジタル技術でつなぎ、
健康寿命延伸をサポート

　50歳代以上の中高齢者が、スマートフォン（スマホ）を通じて自分たち
の趣味や嗜好、あるいは有益な情報や人生の楽しみなどを高めていけるソ
ーシャルネットワーキングサービス（SNS）「らくらくコミュニティ」（以
下「らくコミュ」）が注目を集めている。利用登録者数は、既に200万人
（2020年5月現在）を突破。SNSには、TwitterやFacebookなどがある
が、「らくコミュ」は、60〜70歳代の利用が多く、男女ともに使われてい
るのが大きな特長だ。

　運営するのは、富士通コネクテッドテクノロジーズ株式会社（FCNT）。
FCNTは、今後1〜2年の「らくコミュ」の利用者数が300〜400万人に
なると予想。当面の目標を500万人と設定し、将来は1000万人の参加も見
込む。

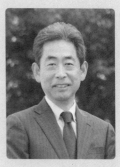

**富士通コネクテッドテクノロジーズ株式会社
代表取締役社長**

髙田　克美（たかだ　かつみ）

1962年2月25日生まれ。神奈川県出身。84年、慶応義塾
大学工学部卒業後、富士通入社。2007年11月モバイルフ
ォン事業本部モバイルフォン事業部長、11年6月モバイ
ルフォン事業本部長。12年4月執行役員。16年2月1日
より現職。

　同社の髙田克美代表取締役社長は、「らくコミュ」のサービスがミドル〜シニア世代に支持される理由として、まず、楽しさと使いやすさを挙げる。「何より重要なのは、ただ見ているだけでも時間を忘れるくらい楽しめるということですね。登録して、新しく『らくコミュ』に入ってきたお客さまに評価していただくことが全ての起点になります」と説明する。

高齢者が気負わず、気軽に参加できる

　コミュニティ内で提供されているコンテンツは、家庭菜園、ペット、旅行、グルメ、ウオーキング、囲碁・将棋など30種類（2020年8月現在）におよぶ。最新ニュースやイベントなどが配信され、利用者を飽きさせない。しかも、全てのコンテンツは、写真が多用され、表示される文字も可能な限り大きく表示されている。

　髙田社長は、「らくコミュ」支持の理由として、ミドル〜シニアの目線に立って「気負わず、気楽に参加できることも大きいのではないか」と分析する。利用者は、単に「らくコミュ」を見るだけでなく、日常のちょっとした感動を投稿するようになるという。つまり、「らくコミュ」には利

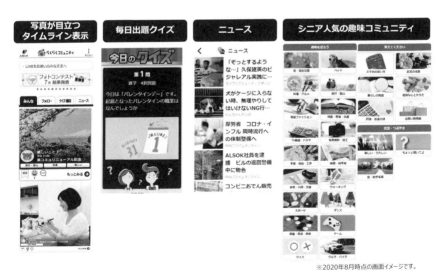

「らくらくコミュニティ」が提供するコンテンツ　　　（出典：富士通コネクテッドテクノロジーズ）

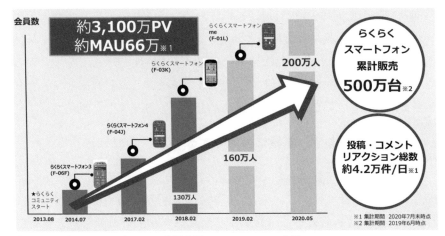

「らくらくコミュニティ」は、国内最大級のシニア SNS に成長
（出典：富士通コネクテッドテクノロジーズ）

　用者が自発的に参加したくなるような巧みな工夫が施されているというわけだ。

　利用者が投稿すると「いいね」やコメントが必ずもらえる仕組みになっており、これを励みに、「らくコミュ」に投稿することが段々と習慣になり、いきがいになっている高齢者が多い。髙田社長は、「せっかく勇気を振り絞って投稿していただいたのに、無反応では『らくコミュ』への熱が冷めてしまいます。皆さんのやる気を高めていくことが極めて重要なのです」とその要諦を語る。17年にノーベル経済学賞を受賞したアメリカ・シカゴ大学のリチャード・セイラー教授は、行動経済学の分野で「ナッジ」（nudge ＝肘で軽く小突くような）理論を提唱したが、「らくコミュ」はまさにこの「ナッジ」理論を具現化しているとも言えよう。

　もちろん、利用者が安心して参加できるようにセキュリティ面も万全の体制が敷かれている。コミュニティ内での会話は、24時間見守られていて、人との調和を乱したり、クレームのようなコメントはすぐに削除される。当然ながらおかしなサイトへの誘導もない。「実は相当なコストがかかっていますが、『らくコミュ』がここまで支持されているのは、『らくコミュ』は安全だということを中高齢者の皆さんに理解いただいているから

SNSに慣れていないシニアユーザーに安心、安全を提供

24 時間投稿監視で

安心安全に努めています

シニアが安心して利用できるように、24時間体制で事前に投稿内容をチェックしています。
利用規約・ガイドラインに反する内容が確認できた場合は投稿削除、利用停止の対応をいたします。

- ■ 個人情報漏洩防止
  (氏名・電話番号・住所・メールアドレスなどの監視)
- ■ 誹謗中傷などの禁止
  (ユーザー間のトラブル発生を未然に防止)
- ■ ユーザーが知らずに起こす犯罪防止
  (著作権・肖像権などの侵害を防止、紙幣画像などの投稿を防ぐ)
- ■ ユーザによる広告・セールスの防止

「らくらくコミュニティ」は利用者が安心して参加できるように万全の体制が敷かれている
(出典：富士通コネクテッドテクノロジーズ)

なのです。この『らくコミュ』に対する信用こそが当社の財産と言えるでしょう」と髙田社長は、力を込める。

■ 安全を前提としたデジタルとアナログの融合

　もともと、「らくらくコミュニティ」は、富士通が2012年にNTTドコモ用に開発した中高齢者向けスマホ「らくらくスマートフォン」（以下「らくらくスマホ」）の付帯サービスとしてスタートした。「らくらくスマホ」は、当時、中高齢者が初めて使うスマホというコンセプトで開発され、徹底したユーザーフレンドリーな機能が具現化された富士通の大ヒット商品。12年以降の「らくらくスマホ」累計販売数は、約500万台（19年3月時点）に上る。

　主な機能を説明すると、タッチパネルには新構造の「らくらくタッチパネル」が採用。指が触れているときはアイコンの色が変わって選択していることが分かるようになっている。さらにこの状態で押し込むと振動が指先に伝わり、ボタンのように押した操作感が得られる。画面をなぞるスマホ独特のスクロール操作と区別でき、誤操作のない確実なタッチ操作が実現された。さらに、誤動作や誤入力を防ぐ工夫として、本体を握る手や指

が画面の端にかかってしまっても動作しない「うっかりタッチサポート」や片手で入力するときに押したい箇所を自動補正して入力ミスを少なくする「おまかせタッチ」機能なども搭載されている。

　FCNTは、「しんせつ」「かんたん」「見やすい」「安心」をテーマに、「使いやすい」にこだわったモノづくりを実践するほか、ソリューションサービスとして、昨今の社会問題にもなっている還付金詐欺の対策技術や災害時の情報取得をサポートするFMラジオ受信機能なども開発し、提供している。FMラジオの聴取については、radiko社協力のもと、民放連ラジオ委員会が推奨しているハイブリッドラジオ（ラジスマ機能）を搭載した。

　還付金詐欺から高齢者を守る対策技術とは、通話内容から詐欺の可能性を数値化して判定するAI（人工知能）を端末上に実装させたことだ。仮に、通話相手が信頼できる相手ではないと判定すると、発信・受信双方の発信内容を音声認識技術によって認識し、万一、還付金詐欺の可能性を検出した際には、特別な通知音と警告表示で利用者に通知される。同社のこうしたサービスは、「2019モバイルコンピューティング推進コンソーシアム（MCPC）アワード特別賞」を受賞するなど業界からも高い評価を得ている。

　髙田社長は「当社のサービスは、まず高齢者のお客様が安心して暮らせる最先端の安全技術が前提にあります」と前置きし、「われわれが『らくらくスマホ』から得た最大の教訓は、デジタル一辺倒でドライにものづくりをしてはいけないということでした。ユーザーフレンドリーな機能とは、あえて見た目はアナログの部分を残しながら、裏でしっかりと安全なデジタル技術が支えている仕組みと言い換えてもよいでしょう。つまり、シニア世代の生活様式やメンタル・モデルに合わせて、遠回りのユーザー・インターフェイスを開発して、見た目はアナログ的に仕上げているわけです」（髙田社長）。

　安全を前提としたデジタルとアナログとの融合——。髙田社長は「これこそ『らくコミュ』に込めたわれわれの基本コンセプトと言ってもよいで

しょう。特に地方自治体に対しては、この方針を貫いていきたい」と熱く語る。

■「らくコミュ」を訪問や見守りサービスのバックアップに活用

　では、FCNT は、地方自治体に対し、デジタルとアナログを融合してどのようなサービスを展開しようとしているのだろうか。具体的には、独居老人をターゲットに健康的な生活を送ってもらうために、「らくコミュ」を訪問や見守りサービスの補完としてつないでもらうことを想定しているという。

　担い手となる地域の民生委員とも連携。「らくコミュ」上に、新たに「地域コミュニティ」のサービスを提供し、地域に住む高齢者限定のコミュニケーションツールとして活用してもらう。もちろん、民生委員と高齢者とのコミュニケーションツールとしても役立てる。PC やスマホを利用していない高齢者には、「らくらくスマホ」と「らくコミュ」をセットで利用してもらうことを提案する。新型コロナウイルス感染拡大によって、民生委員が独居老人宅を訪問したくてもなかなか訪問できない状況の中で、「らくコミュ」を通じて担当する高齢者とのつながりの強化が期待で

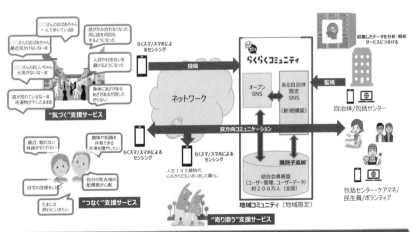

社会的課題である高齢化に対する安心・安全なソリューションを構築できる「地域コミュニティ」プラットフォームを提供する。

「地域コミュニティ」のネットワーク概念図　　　（出典：富士通コネクテッドテクノロジーズ）

きる。

　地方自治体関係者の反応も「高齢者が楽しみながら参加しているサイトという基本コンセプトは、大変ユニークな存在で興味深い」（政令市高齢者対策課）と上々のようだ。これは、「らくコミュ」自体の好調な実績はもちろんだが、①新型コロナウイルス感染関連情報はもちろん、災害や防犯など紙媒体としての広報誌や回覧板などでは網羅できない情報が非常に増えている②これまでタイアップしてきた新聞の発行部数が漸減傾向にある——ことから、地方自治体がより効果的な情報提供手段を模索しているという事情も絡んでいる。

　髙田社長は、「ポスト・コロナ時代を見据えると、各自治体は、健康寿命延伸の意味から高齢者の皆さんに対する人的サポートは、今後もしかるべき形で行われていくと見ています。ただ、行政の現場の人的資源には限りがあります。われわれは、リアル接点での自治体サービスをデジタル技術によってサポートしていきたい」と意気込みを話す。

　このようなビジョンを髙田社長が示す背景として、FCNT もある意味アナログ的な、リアル接点での顧客サービス活動を継続して続けてきた実績が挙げられよう。例えば、FCNT では、スマホ端末と顧客をつなぐ一助として、全国のドコモショップに講師を派遣し、スマホ教室を開催。累計約６万3000人が受講した（2020年度２月時点実績）。スマホ教室では、スマホ初心者に使い方や便利な機能を啓発していくだけでなく、既にスマホを使いこなしている高齢者層に対し「モバイル決済など、中級以上向けのメニューも用意しており、大変満足いただいてきた」（髙田社長）。髙田社長は、「高齢者に対するリアル接点での啓発活動は、われわれにとって地道な業務ですが、非常に重要なサービスだと考えています。地方自治体に対するサービス提供も、われわれ自身がリアル接点な人的サポートを行っているからこそ、見えてくるものがある。こうしたアナログ的な活動で得られた気付きや知見を『らくコミュ』に具現化していきたい」と意気込みを示す。

■「らくコミュ」を通じてわが国にシニアライフを根付かせる

　今後、5G時代の本格到来にあたり、遠隔医療や自動運転などの進展が予想される中、「FCNTは、らくコミュを通じ、わが国に本格的なシニアライフを根付かせ、健康寿命延伸をサポートしていきたい」（髙田社長）と将来を見据える。

　髙田社長は、「日本は既に超高齢化社会に突入していますが、残念ながらシニアライフという文化はあまり育っていない」と警鐘を鳴らす一方、「欧米など海外ではセカンドライフを重視し、前向きに楽しんでいこうという文化がありますので、『らくコミュ』がわが国のシニアライフの構築に先べんを付けることができれば素晴らしいと思います」と語る。

　そのためにも、髙田社長は「できるだけ早期に500万人の目標達成とより高度化されたサービスの提供が不可欠」と足元を固めていく姿勢を強調する。5G時代は、技術的に遠隔医療や自動運転などが実装される時代とされているが、「『らくコミュ』を見たり、参加すること自体が、認知症予防につながる可能性も探求したい」と「らくコミュ」の将来モデルを思い描く。「らくコミュ」のコンテンツの中には、東北大学川島隆太加齢医学研究所教授の指導の下、「脳トレ」が既に提供されているが、同社では、医学的エビデンスを積み重ねていくことや血圧管理サービスなどの提供も検討していくという。まさにFCNTは、5G時代に向けての高齢者対策に着々と手を打ちつつあると言えるだろう。

■富士通コネクテッドテクノロジーズ株式会社（FCNT）

所　在　地 ▌〒242-0007　神奈川県大和市中央林間七丁目10番1号　三機大和ビル
（本　社）　TEL：0120-556-071　URL：https://www.fujitsu.com/jp/group/fcnt/
代　表　者 ▌代表取締役社長　髙田克美
設　　立 ▌2016年2月1日
資　本　金 ▌91億9,650万円
従業員数 ▌580人（2020年9月現在）

マルコメ株式会社

日本の宝「発酵食」を
世界のスタンダードに

　紀元前数千年前、家畜の乳を入れておいた革袋から偶然生まれたヨーグルトを第一歩に、世界人類は「発酵」によって食文化を豊かにしてきた。地域で見ると、西洋ではパンやワインなど酵母を用いた発酵食品が多いのに対し、高温多湿の東アジア、東南アジアでは発酵カビ（菌）を用いて多彩な食品を生み出してきた。中でも日本は、日本だけにしか存在しない麹菌を用いて、実に漬物だけで3000種を超える発酵食品を育んできた発酵先進国だ。

　"国菌"とも呼ばれる麹菌は、自然界において決して強い菌ではない。糖を作る力は強いが、扱いに注意しないと発酵過程で雑菌に負けてしまう。わが国の祖先たちは、この繊細な麹菌を手間暇かけてていねいに扱う技を磨き続け、日本独自の発酵文化を築いてきた。

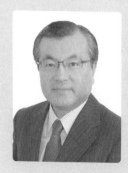

マルコメ株式会社　代表取締役社長
青木　時男（あおき　ときお）
1957年生まれ、長崎県出身。慶應義塾大学商学部卒業。
84年マルコメ味噌株式会社入社（90年マルコメ株式会社に改称）
86年取締役、92年取締役副社長を経て98年代表取締役社長就任

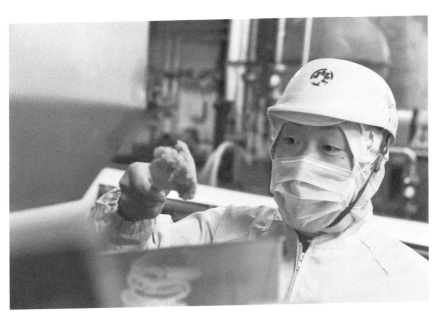

マルコメ味噌 製造の様子

「日本は、自然に感謝し、手塩にかけて食べ物を作り、そしていただく
文化の国です。日本人の思考や精神は、『発酵』の食文化を通して形作ら
れたのではないでしょうか」と話すのは、日本を代表する食品メーカー
「マルコメ株式会社」の青木時男・代表取締役社長。マルコメは1854（安
政元）年、長野県の味噌・醤油醸造蔵として創業して以来、長く地域の食
を支えてきた。戦後の高度成長期には変化する流通に対応し、それまでの
樽出荷から、箱出荷、袋包装など業界初の取り組みで、一躍全国区に成
長。その後も出汁入り味噌や、湯で溶くだけの味噌汁など、先駆的なアイ
デアでトップメーカーになった。いまや"マルコメの味噌"は、そのテレ
ビ・コマーシャルのメロディーとともに、日本中の家庭に浸透している。

「糀」にフォーカス　新たな甘味の可能性も

「私たちは160年以上、良い味噌を提供するために一生懸命発酵技術を培

ってきました。そんな当社の企業理念は『日本古来の発酵技術を通じて、生活者のすこやかな暮らしに貢献する』です」（青木社長）。

　同社が注目したのは、発酵の立役者である国菌＝麹菌だ。麹菌は、地域によって米、麦、豆などさまざまな穀物で培養されるが、マルコメ味噌の原点は、米からできる「米糀（こめこうじ）」。「糀」は、蒸し米の表面を麹の菌糸が覆う様子がまるで花のように見えたことから作られた国字だ。「糀には多くの酵素が含まれ、その働きで栄養素が分解され、消化・吸収されやすくなり、アミノ酸などのうま味成分やビタミンなどを生み出します。加えて、糀で米を醸すとデンプンが糖化して自然な甘みが生まれます。このような糀の魅力を伝えるために立ち上げたのが、『プラス糀』ブランドです」（青木社長）。

　「プラス糀」シリーズは、2010年、女性社員によるプロジェクトから生まれた。味噌をベースにした商品開発から離れ、糀の甘味を生かした商品づくり——そこから生まれたのが12年発売の「糀ジャム（※販売終了）」、そして14年の「糀甘酒」だ。

　「甘酒は、砂糖に酒粕を加えて作ったものもありますが、糀と米から作った甘酒も古来より飲まれてきました。"飲む点滴"と呼ばれるほど栄養満点で、熱中症対策にも良い。当社の糀甘酒は、米と米糀でできていて、アルコール０％、砂糖不使用。離乳後期の赤ちゃんから妊娠中、授乳中の方も安心してお飲みいただけます」（青木社長）。世界的モデルのミランダ・カー氏がマタニティ姿で登場したコマーシャルも大きなインパクトがあり、同社の糀甘酒は大ヒット商品となった。

　この商品を含めた糀ブームで、糀の魅力は世間に定着。ゆずや抹茶がブレンドされた「プラス糀　糀甘酒」シリーズや、万能調味料として肉を柔らかくしたり、魚の臭みを抑えたりする「プラス糀　生塩糀」をはじめ、「プラス糀　生しょうゆ糀」「プラス糀　ヨーグルトソース」、有名料亭やシェフとコラボした「賛否両論　糀ドレッシング」「柴野大造プロデュース　糀ジェラート」など、多彩な商品を世に生み出している。

　同社では、米糀の持つ"甘み"をさらに深堀りしようとしている。「砂

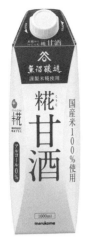

プラス糀 糀甘酒 LL1000ml

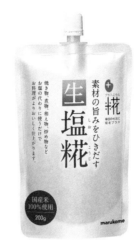

プラス糀 生塩糀

糖代わりの"発酵甘味料"というコンセプトで米糀を研究しています。欧米では肥満対策などから脱・砂糖の動きが高まっていますが、数ある甘味料の中でも、植物由来の糀の甘味が一つの選択肢として受け入れられていくのではないかと考えています」（青木社長）。

脱・動物食、脱・小麦……ニーズに応える「大豆のお肉」

　脱・砂糖と同じく、世界的な食の潮流の一つとなっているのが、「脱・動物食」や「グルテンフリー」だ。脱・動物食は、志向としての菜食主義や、よりエシカルな観点から動物性の食べ物を摂取しないヴィーガンなど多々あるが、一方の「グルテンフリー」は健康面や、前述の肥満対策などとして志向される。共通するのは食を通じた健康志向の高まり。昨今では罪悪感のない食事を意味する「ギルトフリー」というワードも目に付くようになった。

　アメリカ・ロサンゼルスをはじめ、海外展開するマルコメでは、こうした食に対する多彩なニーズを受け止め、2015年に「ダイズラボ」ブランドを発足。第4のお肉として提案する「大豆のお肉」シリーズや、小麦粉な

らぬ「大豆粉」シリーズを展開している。

　「当社が"第4のお肉"と言うと唐突に捉えられるかもしれませんが、そもそも味噌の原料は大豆です。これまで培った領域の中で、新しいことにチャレンジしています」（青木社長）。

　「大豆のお肉」は、大豆を搾油、加工したもので、肉よりもカロリーが低く、コレステロールフリー。しかも高たんぱくで低脂質。一般的な大豆ミートは、湯戻しが必要で調理に時間がかかっていたが、同社ではレトルトタイプを先行発売した。

　一方の「大豆粉」は、糖質が少なく、食物繊維やタンパク質が豊富な健康食材だ。大豆の粉といってもきな粉ではなく、加熱処理の方法など独自の工夫で、小麦粉の代替となる風味と質感を実現している。「ダイズラボ大豆粉」や「ダイズラボ　大豆粉のカレールー」。そしてふわっとした食感を生み出すために米糀を加えた「ダイズラボ　辻口博啓監修　糖質50％オフのスイーツ粉」も話題を呼んでいる。

　「社会の流れにマッチした形で、当社も多様な顔を持った食品メーカーへと発展してきました。世界的にも日本の中でも高まる食の健康志向の中で、味噌づくりで培った当社の技術が多くの皆さまの健康に貢献できると

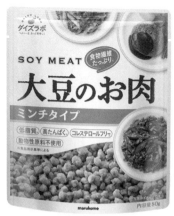

ダイズラボ　大豆のお肉　ミンチ

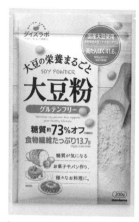

ダイズラボ　大豆粉

信じています」（青木社長）。

行政との連携で発酵食のスタンダードへ

　マルコメ発祥の地でも「発酵」の力を県内外にアピールしている。長野県では、2018年11月、「発酵・長寿県」宣言を行い、発酵食品で人々の健康長寿を目指す決意を表明した。宣言には、阿部守一・長野県知事と、長野県食品製造業振興ビジョン推進協議会会長の肩書で、青木社長の名も連なって記されている。

　「"発酵・長寿"というフレーズは、北陸新幹線が開通した時に、沿線の当社工場に掲げていた歓迎メッセージです。新たに金沢から長野へお越しの方に『発酵長寿の信州へようこそ』と。それを阿部知事をはじめ、長野県庁の皆さんが新幹線を利用するときにご覧になっていて良い印象をお持ちだったそうです」と青木社長は話す。

　味噌をはじめ、日本酒、ワイン、漬物など、長野県には名産の発酵食品が多数ある。山に囲まれ、冬は雪に閉ざされる風土が生み出したこの発酵食文化は、1990年の調査開始以来、トップランクを守っている長寿県・長野の基盤となっている。

　「長野県味噌工業協同組合連合会の会長として、発酵食品と健康長寿の関係については、県の皆さまを含め、以前から各方面にお伝えしていました。少し前に香川県が『うどん県』と打ち出したのも眺めつつ、じゃあ長野は『発酵長寿県』にしませんかと申し上げていたところ、知事にもご賛同いただきました」（青木社長）。

　長野県でも、かねて「長野県食品製造業振興ビジョン」を策定し、「発酵」を核とした地方創生を目指していた折、18年、県内の産学官金で作る「長野県食品製造業振興ビジョン推進協議会」が発足。青木社長が会長に就任した。そして同年11月、長野市に誘致された「全国発酵食品サミット」において、「発酵・長寿県」宣言がなされたのだ。サミットには約3万人の来場者があった。

　"発酵のメッカ"となった長野県には、国内のみならず海外からも注目

が集まる。13年のユネスコ無形文化遺産登録以来、世界的な「WASHOKU（和食）」ブームの到来と相まって、特に「健康」や「美容」に感度の高い人の間で、日本の発酵食の人気が高まっている。前述のミランダ氏も、もともと毎日のように味噌汁を飲んでいたということで同社がオファーしたそうだ。

　「日本の発酵の歴史は1300年以上とも言われ、発酵でつくる醤油や味噌が当たり前のように日本の食を支えてきました。しかし、欧米ではこれとは逆に、発酵食品が新しい潮流として食のスタンダードになろうとしています。食品会社もレストランも、食に発酵を取り込んで——つまり付加価値を付けて、お客さまに喜んでもらおうとしています」（青木社長）。

　こうした流れの中、青木社長には一つの懸念がある。人気の高まる日本の発酵食のブランドを貶めるような商品が海外市場に出回ることだ。農産品などではすでに日本産を騙る品や権利侵害による被害が報告されてい

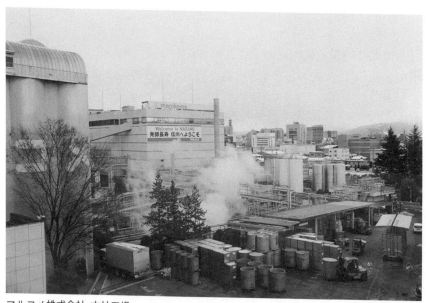

マルコメ株式会社　本社工場

る。実は、味噌には品質表示基準はあるが、多くの食品で採用されている日本農林規格（JAS 規格）はない。味噌は種類が多く、規格を設けるためのグループ分けが難しく、酵母や乳酸菌が生きたまま存在しているため、基準値を維持し続けるのが困難というのが主な理由だ。青木社長は、農林水産省など国と連携して"日本の発酵食品の基準"を決めていく必要があると考えている。

「ワインを例に挙げればブルゴーニュ、ボルドー、シャンパーニュと地域のブランディングがなされていますが、日本の発酵食品も、日本産として価値を落とさない売り方や、高付加価値の食材として世界に展開していかなければなりません」と青木社長は話す。「発酵の技術は、先人から受け継いだ宝です。私たちはそれを裏切ることのないようにしなければなりません。日本独自の高い水準を定め、ルールを決めて、これからも世界の人々の健康に貢献できるような商品を海外にも発信していこうと思います。そこに業界の浮沈はかかっていますし、それが国の価値として評価される時代が必ず来ると思います」。

■マルコメ株式会社

所 在 地 ▌〒380-0941　長野県長野市大字安茂里883番地
　　　　　　TEL：026-226-0255　URL：https://www.marukome.co.jp/
代 表 者 ▌代表取締役社長　青木時男
創　　業 ▌1854（安政元）年
資 本 金 ▌1億円
従業員数 ▌458名（男372名・女86名）

株式会社みすずコーポレーション

伝統食材で、世界の健康長寿に貢献

　寿司や刺身、焼きそば、ラーメンに至るまで、日本発の食べものが海外でも人気になって久しい。ユネスコ無形文化遺産の登録で評価されたように、多彩な食材、素材の尊重、優れた栄養バランスなど「WASHOKU（和食）」は、世界中の人々を魅了している。

　その文化を支えてきた重要な食材こそ「大豆」と言って過言ではない。大豆は五穀の一つとして尊ばれ、醤油や味噌などの調味料となり、豆腐や油揚げなどの加工食品も日本料理に欠かせない。昔から親しまれてきた、こうした大豆加工食品の中で、近年特に "健康食材" として国内外で注目が集まっているのが "高野豆腐" だ。

　その名の通り、江戸時代に高野山の精進料理として全国的に広まったが、それ以前から東北や甲信越の寒冷地域では「凍り豆腐」「凍（し）み

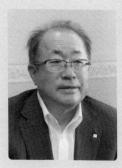

**株式会社みすずコーポレーション
代表取締役社長
塚田　裕一**（つかだ　ゆういち）
1958年8月生まれ、長野県長野市出身。成蹊大学卒業
　　86年　みすゞ豆腐株式会社入社
　　92年　株式会社みすずコーポレーション（社名変更）
　　96年　株式会社みすずコーポレーション専務取締役就
　　　　　任を経て、2001年代表取締役社長に就任。

豆腐」などの名称で自然発生的に誕生し、生産されてきたとされる。

　「長野県においては、農家の冬の副業として豆腐を軒先で凍らせて作っていたと言われています。明治時代、近隣の農家が作った凍り豆腐を取りまとめ、京都・大阪などの大消費地へ出荷していたのが、当社の始まりです」と教えてくれたのは、長野県の総合食品メーカー「株式会社みすずコーポレーション」の塚田裕一社長。1902（明治35）年創業の同社4代目だ。

　「私の祖父・塚田豊明は、昭和のはじめ、凍り豆腐の品質を長持ちさせる加工法（アンモニア膨軟加工法）を発明しました。この方法なら凍り豆腐がもっと柔らかく、食感もよくなると評判を呼んで、『みすず豆腐』と名付けられた凍り豆腐は、全国で人気を博していったのです。」（塚田社長）。豊明氏は、長野県内の業者らに無償で特許を公開し、「長野の凍り豆腐はふっくらしている」と評判が高まった。現在、凍り豆腐の生産は長野県が国内シェア92％を占めるというから、豊明氏の先見の明たるや大変なものだ。

「凍り豆腐」は古来のスーパーフード

　"日本古来のスーパーフード" とも呼ばれる凍り豆腐の栄養価は極めて高い。「畑の肉」と呼ばれる大豆からできた高タンパクの食品であることは言うまでもないが、ミネラルやビタミンなど、現代人の健康不安を解消してくれるさまざまな栄養素が凝縮されているのだ。「平成に入った頃から、健康によい、美容にいい、とテレビや雑誌などで凍り豆腐などがたびたび取り上げられるようになりました。凍り豆腐を作る過程で、豆腐を冷凍して、乾燥させることで、イソフラボンなどの栄養素が濃縮してくるといったことも研究されて、凍り豆腐や大豆の健康・美容効果が科学的に明らかになってきたわけです」と塚田社長。同社ホームページから、その効果の一部を紹介しよう。

①　アミノ酸が豊富
　アスリートから一般の人々まで、日々の疲労回復とスタミナ向上は悩み

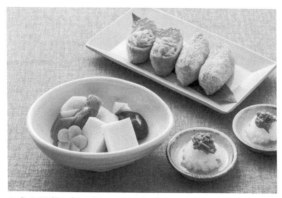

こうや豆腐の含め煮といなり寿司

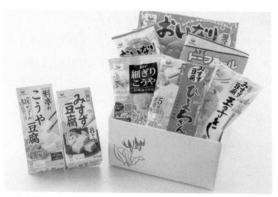

こうや豆腐をはじめとした商品の一例

の種。筋肉をつきやすくしたり、スタミナ持続に役立つのが「アミノ酸」だが、「こうや豆腐」には、魚や肉などと比較して２〜３倍のアミノ酸が含まれている。筋力アップなど体力づくりをしている人にも良いとされ、脂肪を分解しながら代謝を活発にしてくれる効果も。栄養成分がぎゅっと詰まっているので、成長期の子供にも食べさせたい。

② ミネラルを効率よく

不足しやすい「ミネラル」も大豆、そして凍り豆腐に豊富に含まれている。ミネラルとは、人体中の微量の金属のことで、例えば鉄が不足すれば貧血に、亜鉛不足は免疫力低下など、時には病気を招き、体に失調をきたすものだ。ミネラルは体内で生成できないため食事で摂取するしかない。食生活が偏りがちな現代人は不足しやすいと言われている。

　凍り豆腐は製造の過程でカルシウム量が木綿豆腐の6.5倍（100g当たり630mg）、ほかにも、鉄分は約５倍（100g当たり7.5mg）になり、健康維持に役立つさまざまな成分が効率よく摂取できる。

③ アンチエイジングに期待

　健康と美容の科学において、「食」は重要なファクターである。凍り豆腐にはアンチエイジング効果が高い栄養素がたくさん含まれている。ポリフェノールの一種の大豆イソフラボンは、女性ホルモンと同じ働きをする成分で、生理不順の緩和や更年期障害の症状軽減、老化の原因とされる活性酸素を抑える働きもある。肌のハリや弾力を保つ働きをするコラーゲンの代謝を高める働きもあり、美容効果が期待できる。また、ビタミンＢ６は皮膚の健康を保つために欠かせず、ビタミンＥは活性酸素を抑える抗酸化作用がある。

長野県の健康長寿を支える食材

　長野県は、前述したように凍り豆腐の生産量日本一であるとともに、信州大学の研究では、凍り豆腐購入金額が年間約1000〜1200円（100人当たり金額）で、消費量も全国５指に入る。地元食材としての認知度も高く、凍り豆腐が好きな県民は約70％と愛されている。凍り豆腐は、2013年に男女とも長寿日本一となった長野県の健康長寿を支える食材の一つと言えるだろう。

　長野県では官民一体となって、独自の健康政策を長年続けてきた。中でも「食生活改善推進員」と呼ばれる市民アドバイザーによる健康づくり普及運動は有名で、官民一体となった努力で、「食」を健康の基盤に位置付けてきた。11年には県内食品の魅力を内外にアピールする「おいしい信州ふーど」キャンペーンも実施。凍り豆腐も「ヘリテイジ」と呼ばれる伝統的・地域固有的価値のある郷土料理や食材に選ばれ、みすずコーポレーションもこの取り組みに貢献してきた。

　「長野県でも『県産品を世界へ』と言っていますが、凍り豆腐など大豆加工品は、世界に通じる商品になってきたと感じています。19年８月には、タイ・バンコクのドン・キホーテで、長野県産品のPRイベントに行ってきました。阿部守一長野県知事も参加し、タイ政府関係者もお越しになられて盛況でした」と塚田社長は話す。

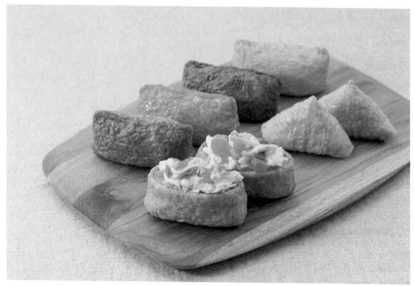

世界に広がるいなり寿司

　19年には、世界最大の見本市とも呼ばれるドイツ・アヌーガ世界食品メッセ2019を視察したところ「驚きましたが、欧州はもとより、アメリカでもヴィーガン（植物性食品のみを食べる）が非常に増えてきています。そういう方たちが、肉食の代替として大豆加工品に注目しています。私たちは、凍り豆腐や油揚げというニッチな食品を一生懸命つくってきたわけですが、こうして世界の健康に寄与できるのは、本当に素晴らしいことだなと実感しています」（塚田社長）。

　みすずコーポレーションのもう一つの主力商品である油揚げも、和食の世界展開とともに、日本を代表する食品として海を渡っている――「いなり寿司」だ。同社の味付け油揚げは、もともと関西で需要のあったうどん用といなり寿司用に作り始めたものだが、現在は家庭用国内シェア約70％になっている。

　「コンビニやスーパーに寿司が並んでいるのを見かけると思いますが、中国、韓国などアジア圏に日本のコンビニが出店すると、同じように寿司が置かれます。なかでもいなり寿司は海外の方にも人気の商品になってい

るそうです。アメリカでも商社を通じて1950年代から展開していますし、全米展開する寿司チェーン店のAFCでも当社の味付け油揚げを使ったいなり寿司を提供していただいています」と塚田社長。日本の伝統食材から、世界で通用する食品へ、同社では今後も積極的に海外展開に乗り出していく。

新しい商品で食文化をつなぐ

「おいしいは、やさしい」を企業キャッチフレーズに掲げ、2020年12月で創業118年を迎えるみすずコーポレーションだが、21年には長野県大町市に新工場を稼働させるなど、果敢に事業拡大を進める。

「実は、平成に入る以前から凍り豆腐の国内売り上げは横ばい状態でした。それが油揚げの生産を強化した背景でもあるわけですが、これからも"大豆加工品"という本筋を離れずに、新たな商品を開発していかなければならないと思っています」と塚田社長は言う。

凍り豆腐については、家庭での消費をさらに促していくことが重要だと塚田社長はみている。その栄養価が見直されているとはいえ、昭和～平成を通じて進んできた食の洋風化や核家族化の影響で、凍り豆腐の料理方法が家庭のキッチンから失われつつある。また、共働き家庭の増大で、「時間がない」「調理するのが面倒」と言った声も聞かれるようになってきた。同社ではこうした声に応え、調味料付きの凍り豆腐「みすず豆腐」を開発した。

「代表的な食べ方である凍り豆腐の含め煮が電子レンジで5分で作れます。おいしいから、健康にいいから、本当は食べたいけど作るのは大変という方に好評です」（塚田社長）。従来のものを1/6サイズにしてダシを付けた「ひとくちさん」、細かく刻んだ「細切りこうや」などの商品は、加工の工夫でより食べやすくなり、汁物に入れたり、揚げたり、炒めたりと、調理のバリエーションを増やしてくれる。

油揚げでは、日本惣菜協会と「初午いなり」の普及にも力を入れている。「初午」とは2月最初の午の日で、稲荷神社の大祭に当たる。その日

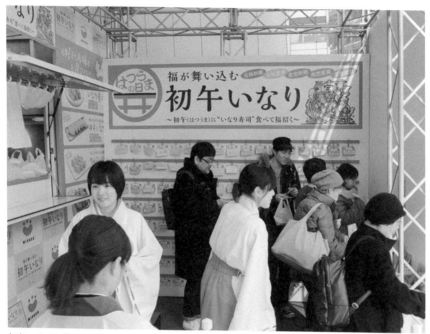

初午いなりイベント風景

はキツネの好物である油揚げが神前に供えられるそうだ。同社では、独自のキャンペーンを始めた13年には『いなりの本』を出版し、毎年、浅草や東京ソラマチ、有楽町駅前など首都圏でイベントを開催。昨年の初午シーズンにはキッザニア東京にて期間限定の食育パビリオン「いなりずし屋」をオープンさせている。19年からは、アスリートやスポーツクラブ、学生寮などでエネルギーやタンパク質補給に良いいなり寿司をもっと食べてもらう「元気“いなり”プロジェクト」も立ち上げている。

　そして、次世代の人気食材として同社が期待を掛けるのが、「おから」だ。

　「おからは、豆腐を作るときの副産物なのです。大量にできるものですから、その多くは飼料になったり、あるいは廃棄処理されていますが、当社では20年以上前から、乾燥させてキノコの菌床にしたり、猫のトイレになる猫砂に加工したりしてきました。この乾燥おからが、10年前くらいか

ら健康に良い食品として注目されています」と塚田社長は言う。

　乾燥おからは、大豆からできていることからも分かるように、食物繊維やタンパク質が非常に豊富で、そのタンパク質には血中コレステロールを下げる効果や、体脂肪燃焼を促す効果がある。また、通常のおからよりも日持ちがして、水を加えると生おからと同様に使用できる。

　「当社では、さらに粒子を細かくした『おからパウダー』を商品展開しています。これをそのまま牛乳やヨーグルトに入れたりもできますし、ビスケットやパンなど、小麦粉と混ぜることで糖質を抑えることができます。黒ごまや乳酸菌を加えたものなども発売し、おからが一つの柱になりつつあります」と塚田社長は話す。同社では、15年に豆腐メーカーと「日本乾燥おから協会」を立ち上げ、おからの普及に力を注いでいる。

　「伝統食品を作るメーカーとして、この食の文化を未来につないでいく責任があると思っています。大豆はほんとうに素晴らしい食材で、豆腐にも豆乳にもなるし、おからも取れるし、そのどれもが栄養に富んでいます。当社の凍り豆腐や味付け油揚げの技術を生かして、さまざまな大豆加工品を、今の時代に合った形で提供していきたい。そして企業活動を通じて、長野県、いや日本中、世界中のお客さまの健康に貢献していきたいです」（塚田社長）。

■株式会社みすずコーポレーション

所 在 地 ▌長野県長野市若里1606
（本　社）　TEL：026-226-1671（代表）　https://www.misuzu-co.co.jp/

代 表 者 ▌代表取締役　塚田裕一

設　　立 ▌1949年4月16日（創業：1902年12月1日）

資 本 金 ▌7,000万円（2020年3月現在）

従業員数 ▌959人（2020年3月現在）

三井不動産株式会社

LINK-J を核に、日本橋で
ライフサイエンスの集積を

　日本橋エリア一帯は、近世における世界屈指の大都市・江戸の中心として、商業が隆盛を極める地であった。戦後も長らく商業、金融のまちとして高度経済成長期における東京発展の主柱を担ってきたが、前世紀末のバブル崩壊、リーマンショックなど相次ぐ経済ダメージによって一時、活力が大きく低下する。しかし現在、地元の結束に基づく「日本橋再生計画」のプロセスを経て、COREDO 日本橋を中心に、かつての"商業のまち"としてのにぎわいを取り戻し、かつ"東京の顔"としての新たな存在感を示している。

　そしてこの日本橋で現在、三井不動産が取り組むライフサイエンス・イノベーション推進事業が世界から注目を集めている。江戸の昔から薬種問

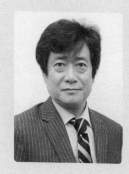

三井不動産株式会社
ライフサイエンス・イノベーション推進部長
三枝　寛（さいぐさ　ひろし）
1965年 6 月 1 日生まれ、山梨県出身。89年東京大学経済学部卒業、98年東京大学大学院法学政治学研究科卒業（三井不動産からの国内留学）。89年三井不動産株式会社入社、2011年企画調査部企画グループ長、16年日本橋街づくり推進部事業グループ長、17年ライフサイエンス・イノベーション推進室長、19年 4 月より現職。

屋が軒を連ねてきた医薬品の集積地・日本橋、そのライフサイエンスの側面が大きくクローズアップされているのだ。「商業復活の次は産業だ、というわけで産業創造の拠点を構築すべく、構想されたのがライフサイエンス・イノベーション推進事業です」と語るのは、LINK-Jこと一般社団法人ライフサイエンス・イノベーション・ネットワーク・ジャパンの事業局次長でもある三枝寛部長。「ライフサイエンスは、他の産業群の中でも特にオープンイノベーションが求められる分野なのです」と語る。医薬品の開発は現在、バイオが中心となっているが、その範囲は非常に幅広く、既存の製薬企業と言えどもベンチャーとともに仕事をしないと進まないのが実情とのこと。「そこでわれわれが、日本橋において新産業が起きる仕組みをつくろう、オープンイノベーションによる産業創造のサポートをしよう、という趣旨で始まったのがこの事業です」（三枝氏）。

ヘルスケア部門でプラットフォーム・ビジネスの国内先駆に

　事業の基本的な骨子は、①「コミュニティ」をつくる、②「場」を整える、③「資金」を提供する、の3点で構成される。この三位一体を同時に推進することで、日本のライフサイエンス領域におけるイノベーション創造のエコシステムを構築していくという。「日本橋につくる、というのが当初の目標でしたが、それが皆さんに受け入れられたため、現在は日本全国に広げていこうという方向になりました」（三枝氏）というほど、壮大な構想へ発展しつつある。

　とはいえ、同社にとってこの事業は基本的にプラットフォーム・ビジネスである。製薬や医療機器の製造には今後もタッチする予定はない。「三井不動産は劇場を建て、LINK-Jが運営し、アクターとして演じるのはベンチャーやアカデミア関係者などのLS業界のイノベーターです」と三枝氏が指摘するように、アクターが演じるために最高の場を提供することがこのビジネスの根幹となる。米国ではこの種のプラットフォーム・ビジネスがすでに一般化しているものの、日本ではあまり進んでいない。ライフサイエンスの分野で、プラットフォームの国内先駆となることが同社の目

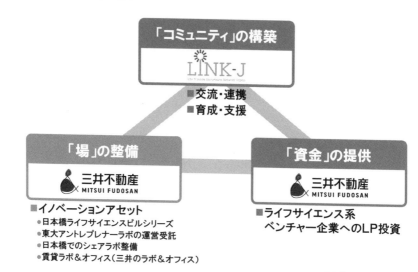

的でもある。

　そして、ライフサイエンスの対象も非常に幅広く、創薬、医療機器、再生医療など多くの分野が含まれているが、それぞれ分野の垣根を超えたヨコのつながりは、これまでは弱かった。「その横糸をつなぎ、オープンイノベーションを図ることが、三井不動産とLINK-Jの役割です」（三枝氏）。それは日本と海外との連携についても同様である。現在LINK-Jが主催するイベントはイノベーション創造を誘発するような各種イベントが中心となるが、2019年は各回平均聴講者数30人以上のイベントを518回実施したという。国内外同時に進展を図るために、そのうち約2割は講師を外国から招聘した英語によるイベントであるという。これらのポリシーを具体化することにより、目指すライフサイエンスのイノベーションが生まれる環境が整ったと言えるだろう。

コミュニティづくりを体現するサポーター陣

　では、基本的な骨子の内容を具体的に見ていこう。

　まずは「コミュニティ」づくりについて。中心となるLINK-Jは2016年、ライフサイエンス領域に関わる人々の「交流と連携」「育成と支援」

を目的に設立された。役員はわずか4人、決して大きな組織ではない。しかし、理事長には慶應義塾大学大学院医学研究科の岡野栄之委員長、副理事長には大阪大学大学院医学系研究科の澤芳樹教授が就き、東京理科大学の松本洋一郎学長や京都大学iPS細胞研究所の山中伸弥所長・教授らを特別委員とする運営諮問委員会には、産学から選りすぐりの有識者と業界団体のトップが集う。三井不動産がつくった組織とはいえ、同社のカラーはごく控えめで、アカデミズムを前面に打ち出していることが窺える。実際にLINK-Jの特別会員には旧帝国大学や医学部の無い私大、国の研究機関など28のアカデミアが名を連ねている。

　さらに着目すべきは、ボランティアで参加している約40名のサポーター陣だ。企業、学識、団体の別を問わず、研究・開発、経営、法律・財務などさまざまな領域について卓越した知見を要する人材が集まっている。LINK-Jの各イベントは彼らを中心に開催されている。例えばサポーターの一人が主催し、注目されているのがアクセラレーションのプログラム。ベンチャーを育てることでフィーを得る職種で、米国では数多くのアクセラレータがいるものの、まだ日本にはほとんどいないという。それ故に日本でもアクセラレーションへの関心を高めるため、LINK-Jでプログラムを組んでいる。またサポーター自身も、ベンチャー企業やベンチャーキャピタルのトップが多く、それぞれの知見を発信する場として各種プログラムを主催し、多くの参加者を集めている。参加するのは特別会員としてLINK-Jに加盟している企業・団体で、彼らに対しては個別の助言を行うなど、サポーターはまさしくコミュニティづくりを体現する存在と言えるだろう。他方、加盟は発足4年弱の20年1月末段階で440以上、そのうちベンチャーが100社以上を占める。三枝氏によると、積極的な営業をしていないにも関わらず加盟数は自然に、かつ順調に増えているとのこと、LINK-Jの活動に対する関係各位の認知度の表れと言えよう。

■ 国内外のライフサイエンスクラスターと緊密な連携

　また交流連携と育成支援も、LINK-Jの重要な役割の一部に含まれる。

異分野・異業種同士の関係者を定常的につなげる活動と同時に、ベンチャーを育てるための育成支援プログラムを組んでいる。3カ月間で事業モデルを徹底検証し、企業価値を高めるアクセラレーションプログラム「ZENTECH DOJO NIHONBASHI」、大学や企業の研究テーマに対し無料で創薬研究等に関するよろず相談対応「Out of Box 相談室」を過去3年間に106回開催、VC が行うプログラムに「ライフサイエンス賞」をスポンサーとして授与し、その受賞者にライフサイエンスのメッカと言われる米国サンディエゴでのグローバルカンファレンスでプレゼンする機会を与える等々、多彩なメニューを実践中だ。いずれのプログラムも、産学から多くのプレーヤーをひきつけて連携の輪を大きくしていくという共通の理念が感じられる。

　コミュニティの構築は M&A においても実践されている。米国ボストンのケンブリッジエリアは、言わばシリコンバレーのライフサイエンス版とも言うべき集積地で、日々、M&A が活発に行われている。LINK-J では、コミュニティを活性化することで、将来的には「日本橋を日本のケンブリッジにしたい」と考えており、既に複数の M&A が日本橋で生まれてきた。

　と同時に LINK-J では国内4カ所、海外6カ所のライフサイエンスクラスターと連携を取っている。協定を結んで終わるのではなく、双方で人的交流を含めたイベントを実施するなど、極めて実践的で密な交流を図っている。「LINK-J が同種の組織と一線を画する点は、この業界に関心がある人々に自由に参画してもらう点です。その結果、ベンチャーだけではなく大企業も、大学も研究所も、ベンチャーキャピタルも参集している。こういう団体はこれまで日本にはなかったと言ってよいでしょう。それが人気を博する最たる理由だと思います。多くのライフサイエンスプレイヤーに知られるようになった」と三枝氏からは十分すぎる手ごたえが窺えた。

「地の利、時の利、人の利に恵まれ」て急速に事業が発展

　次に同社が手掛けたのが「場」の整備だ。「三井不動産が提供する以上、

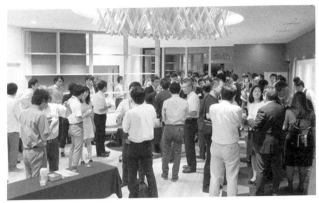

LINK-J のイベント風景
（出典：一般社団法人ライフサイエンス・イノベーション・ネットワーク・ジャパン（LINK-J））

上質で楽しい空間を提供したい」（三枝氏）との思いから、日本橋一帯に
ライフサイエンスビル・シリーズとして10拠点を展開、数多くの会員専用
コミュニケーションラウンジ、カンファレンスルーム、サービスオフィ
ス、ベンチャーオフィス、実験機器を貸与するシェアラボなどを構えて、
ビジネスと研究の場を用意している。このライフサイエンスビルの拠点に
は、67の民間企業、32の非営利団体が集結し、"場" を利用している。同
エリアは日本製薬工業協会に加盟する製薬企業が数多く密集する世界でも
珍しい "製薬のまち"。そこに "場" を整えることで、目指すライフサイ
エンスの集積が実現したと言えるだろう。

　他方、研究を行う賃貸ウェットラボとオフィスが一体となった「三井の
ラボ＆オフィス」の拡充にも努めている。創薬や再生医療などの研究者が
液体、気体等を使った研究、実験を行うウェットラボと、デスクワークを
行うスペースがセットになった施設で、必要な什器備品はテナントが用意
しつつ、給排水・吸排気などウェットラボ特有の設備も備わっているのが
特長。テナントが共通で利用できる実験機器室、会議室、ラウンジも整備
されている。三井不動産ではこのウェットラボ＆オフィス事業を日本橋だ
けでなく、葛西、新木場へと拠点を広げていく予定。「ビジネスエリアに
ほど近い都心近接型の研究環境を充実させ、ライフサイエンス領域の研究
開発環境における日本型エコシステム構築を目指します」と三枝氏は意気

軒高だ。遠からず、既に研究機関が集積する柏の葉スマートシティにも設け、さらにはこうしたウェットラボ＆オフィスの賃貸マーケットが充実しているボストンにも進出する予定だという。

骨子の3番目、「資金」の提供についてはどうか。現段階では、同社が直接投資をするのではなく、ベンチャーキャピタルにLP投資して、それをもとにベンチャーキャピタルがベンチャー各社へ投資するという仕組みを取っている。これは当面、投資後の動向を注視することになるだろう。2020年春の時点で出資しているベンチャーキャピタルは3社。当然、今後は出資先を増やしていく方針だ。

三枝氏は、これほどのプロジェクトが短期間で急速に発展した背景を、「文字通り地の利、時の利、人の利に恵まれた結果だと思います。この仕事は、歴史的に薬問屋が生業を紡いできたこの日本橋でなければ成り立ち得ませんでした。そして今、ライフサイエンス業界もベンチャーの台頭を求める声が一般化するほどオープンイノベーションの必要性が高まっており、具体化が望まれていた時ちょうど三井不動産が各種の構想を手掛けようとしていた、そういうタイミングが合致した所産であると言えるでしょう」と分析、そして「人に関してはまさしく、弊社がこれまで積み上げてきた信頼感が、異業種を開拓するにあたり大きくプラスに作用したと考えています。実際に弊社にとってライフサイエンスは未知の領域でありながら実に多くの人に支援していただきました」と、篤い謝意をもって締めくくってくれた。

■三井不動産株式会社

所　在　地▌東京都中央区日本橋室町2丁目1番地1号
（本　社）　TEL：03-3246-3131　URL：https://mitsuifudosan.co.jp/
代　表　者▌代表取締役会長　岩沙　弘道
　　　　　　代表取締役社長　菰田　正信
設　　　立▌1941年7月15日
資　本　金▌339,766百万円（2019年3月31日現在）
従業員数▌1,577人（2019年3月31日現在）

株式会社リージャー

セルフ血液検査キットデメカルで
自身の健康チェックを

自宅で、職場で、自分で、短時間で、簡単に

　超高齢化が進む現在、高齢者の健康保持・増進の必要性が指摘されているが、同時に重視すべきは若年層にも広がる生活習慣病予備軍への対応だ。同世代が心疾患や糖尿病などに罹患すると、その後の長きにわたる継続的治療や食事制限など日常生活の制約を余儀なくされるだけでなく、医療財政の負担も増加する。小学生にまで肥満・生活習慣病予備軍が拡大する昨今、年齢を問わず健康管理が求められるところだが、運動習慣や食事面での配慮など実際のアクションを起こす人は決して多いとは言えない。

　その背景の一つには、自身の健康について現状を詳しく把握しにくいという面がある。血圧や血糖値、中性脂肪など数値で見える化できれば、確

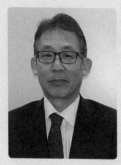

株式会社リージャー
代表取締役社長 CEO
笹原　敬久 （ささはら　たかひさ）
1962年1月1日生まれ、岩手県出身。81年三芳厚生病院入職、2002年株式会社板橋中央臨床検査研究所、12年株式会社アイル取締役副所長、15年株式会社リージャー執行役員、19年株式会社リージャー代表取締役（現在）

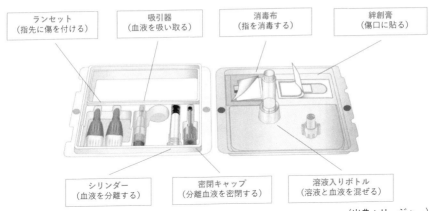

デメカル血液検査キット

(出典：リージャー)

かに平素の生活習慣を見直す契機になろう。多くの人は定期健診などで自身の現状に触れることができるが、退職後の高齢者や専業主婦、学生など、健診とは縁遠い層も少なくない。

　こうした状況のもと、どこでも手軽に自分で自分の健康をチェックできる血液検査キット「デメカル」が需要を伸ばしている。採血は各種検査の基本だが、通常は検査機関に出向いて医療担当者に採血してもらうことになり、その手間が二の足を踏ませる遠因になる。それに対してデメカルは自宅で、自分で、短時間で、簡単に採血できるという、時間と場所と使い方の壁を一気に乗り越える、まさしく画期的なキットだ。

　本キットは管理医療機器として厚生労働省から承認を得ており、製造を富士フィルム株式会社、血液検査を登録衛生検査所（デメカルヘルスケアリサーチセンター）が担っている。利用にあたっては法的な健診の代用にはならないものの、健診未受診者対策、重症化予防の観点から住民自身で健康状態を把握し、「気付き」を与える手段として活用されている。

　2015年よりKDDI株式会社が提供する「スマホ de ドック」にデメカルをOEM提供しており、特定健診の経年未受診者や自覚症状のない若年者で健診を実施していない、または受診機会のない方が重症化してしまう前に、極めて早期に健康状態を把握してもらう手段としてこれまでに全国約90の地方自治体で利用されている。

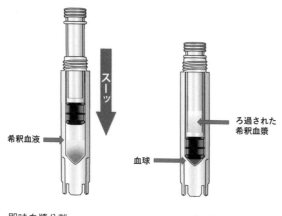

希釈血液

ろ過された
希釈血漿

血球

即時血漿分離

（出典：リージャー）

開発、販売にあたる株式会社リージャーの笹原敬久社長は、「健康増進に向けて個人の行動変容を促すには、自身の健康状態を手軽に把握できる環境づくりが不可欠。デメカルの活用により、日常における健康意識の高まりに寄与できれば何よりです」と語る。

　検査の対象は３シリーズ９種類。生活習慣病チェックシリーズは、A「メタボリックシンドローム＆生活習慣病セルフチェック」、B「生活習慣病＋糖尿病セルフチェック」の２種。がんリスクチェックシリーズは、C「胃がんリスク層別化検査（ABC 分類）」、D「ピロリ菌検査」、E「がんリスクチェッカー男性向け」、F「がんリスクチェッカー女性向け」の４種。感染症検査として G「HIV セルフチェック」、H「B 型／C 型肝炎セルフチェック」、I「B 型／C 型肝炎セルフチェック＋ HIV セルフチェック」の３種。国民病とも言える胃がん、増加している糖尿病をはじめ要治療段階になると QOL（クオリティ・オブ・ライフ）を低下させる各種生活習慣病予備軍、時として検査に出向くのがはばかられる HIV などを幅広くカバーしている。価格帯は7000円〜１万1000円と、比較的リーズナブルだ。

同社固有の、微量の血液を常温・常圧で血漿分離する方式

　では、どれほど簡単に検査できるのか手順を追ってみるとしよう。まずは血液キット購入を申し込む。すると検査キット一式が郵送される。セットされているのは、指先にキズをつけるランセット（採血針）、血液を吸い取る吸引器、血液を分離するシリンダー、分離血液を密閉するキャップ、溶液と血液を混ぜる溶液入りボトル、キズ口に貼る絆創膏、指を消毒

する消毒布の七つ道具。どの種類の検査キットもパッケージが異なるだけで同じアイテムが揃っている。取扱説明書と、同社 HP にも手順の流れを映した動画をアップしているので、それらも参照できる。

　いざ血液を採る場合は、生活習慣病系検査においては、食後 6 時間くらいの空腹時がよいが、他の検査の場合は特に食事の時間を気にする必要がないとのこと。ランセットで指先を軽く刺し、手のひらから押すようにして血液を出す。その血液に吸引器を当てると毛細管現象で器具が自動的に血液を吸い取ってくれるのだが、注射器に半分吸い取るような大量の採血は必要ない。従来の検査に比べて約150分の 1 にあたる 0.065ml くらいというから、わずかな血液量で済む。吸った血液をボトルに落として混ぜ、溶液と混和させる。シリンダーをボトルにセットして押し下げると、血液が希釈血漿と血球にわずか 3 秒程度で瞬時に分離される。

　この、血液が即時に分離される点こそデメカルの重要なポイントの一つである。医療機関では遠心分離機にかけて血漿と血球を比重の差で分けるのだが、デメカルでは粒子の大きさの違いを利用して、採血したその場で希釈血漿を分離させることを可能にした。これで各成分は相互干渉することなく分析段階まで常温のまま質を保持できるうえ、希釈することで微量の血液でも従来に比べて数多い14項目を検査できるという。

　もう一つのポイントは、採血量が異なる血液を試料とした血液成分の定量方法である。個人が自らの指先から採血する場合、その採血量は一定にならないためボトルの液で希釈された血液は一定の希釈率にならない。しかし、内部標準の技術を用いて検査センターで 1 本 1 本希釈率を測定することで定量化がなされている。

　今、世界で、微量の血液を常温・常圧で血漿分離する方式はリージャー固有のテクノロジーであるとのこと。この「未定量試料の測定を可能とする希釈倍数算定法」の開発により同社は、国内はもとより米国、欧州でも特許を取得、輸送検査に応用することで、高精度の検査体制構築を実現した。

　分離させた後はキャップを閉め、また採血後の指先は消毒布と絆創膏で

保護する。ここまでだいたい5分くらいだろうか。保護者の介助があれば子供でも採血できる。あとは申込書を同封し返信用封筒で郵送すると、山梨県内にある専門の検査センターへ送られ、検体到着後3日ほどかけて検査される。検査専門の会社が、デメカル専用のラボラトリーを設立、登録衛生検査所の承認を得て運用しているという。分析機は医療機関（検査機関）で一般に使用されている同じマシーンなので結果に対する信頼性も高く、国際的な評価も受けている。デメカル専用の検査センターであるため年間300万検体の処理能力がある。検査後、結果を書類で返信してもらうことはもちろん、登録されたメールアドレス宛に検査完了メールが送られ、表示されたURLから検査結果の速報を閲覧することもできる。また健保組合などの事業母体に対し、検査結果をまとめて送ることも可能だ。

　もちろん、検査結果は重要な個人情報であり検査データとともに、管理には万全を期される。と同時に最初の血液検査結果と併せて個別のIDが発行され、2回目の検査以降はIDを申込書に記入すると、データは一元管理され時系列的に検査データが報告される。これは管理データベースとなり、継続性や数値の推移などの客観性が将来にわたり担保されるシステムになっている。

■健康増進に向けて取り組む自治体に広く展開を図る

　このように、デメカルサービスは従来の血液検査の在りようやイメージを一変させると言っても過言ではないが、とはいえ、重要なのはあくまでこのデメカル、医療機関における既存の検査体制に取って替わるようなものでは決してない。既述のように現行の検査に縁遠い健康診断未受診者層も含めて幅広く検査機会を提供し、健康増進への行動変容を補完するための存在に他ならない。その点は広く、関係機関の理解が求められるところだ。既存の医療機関における採血と家庭を中心とするセルフ採血、この両輪が揃うことで、極論すれば"国民皆検査"態勢へと進んでいくのではないだろうか。

　しかし、実際に未受診者層へデメカルを広報し、認知してもらうには同

社のみの活動では限界がある。現在、大手生命保険会社の高額加入者を中心に数万人のデメカル利用者があるとのことだが、さらなる草の根的な広がりを図るには、同様に何らかの介在が必要だ。笹原社長はこの点、「ぜひ地方自治体のご認知をいただきたい」と訴求する。確かに、高齢化に伴う医療費高騰に悩む自治体では、県市区町村挙げて健康増進に取り組むケースが増えている。しかし未受診者の行動変容を促すのは、どの自治体でもほぼ共通の難題と言えよう。まずは自分の健康状態を見える化できて、結果に対する改善意識を喚起するデメカルは、まさしく自治体のニーズと合致する。

　特にカギとなるのは、やはり若年層だ。中年、壮年になってから初めて健診を受け、そこで生活習慣病の兆しが有るのを認識するより、学生など若い時（健康な折）から「健康」への意識を定着させ、加齢に応じて定期的に自らが状態をチェックしながら元気に40歳の特定健診を迎える方がはるかに望ましい。近年、その保管と活用の重要性が指摘される医療データの収集（ハイリスク群と言われる健診未受診者の実態の把握）にも大いに役立ち重症化を早期に予防することにつなげられる。

　KDDI 株式会社が2015年より提供する「スマホ de ドック」の展開を図った自治体は全国で約90カ所。首都圏の自治体では、検査データの収集や、目的とする行動変容において、一定の成果が表れ始めているという。各自治体の様態は千差万別だが、これら先行事例がモデルとなるなら関係者の関心も高まるだろう。ことに郵送によるやりとりで検査が可能な点は、居住地が医療機関から遠い中山間地や離島において強みを発揮すると思われる。この点、同社は早くから遠隔での保健事業として自治体・大学との官学連携事業してインターネットによる遠隔相談と血液検査キットの送付という ICT を活用した保健事業や、地元教育委員会と地域医師会（小児科ご担当医）の連携の下、BMI 値の高い児童と生徒を対象に小児健康教室を開催し、その際に行われる血液検査に静脈採血を恐れる子供たちに対して負担の小さいデメカルキットが活用されているなど、関係機関との協働によって多様な実績を積んでいる。

事業概要

検査結果により、健康への気づきを提供
結果に応じて医療機関への受診勧奨、生活習慣改善を促進

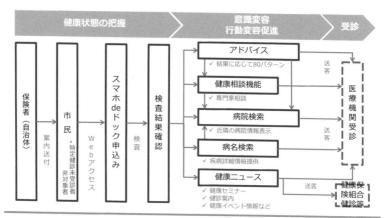

運用体制

申込受付から結果通知までの実施方法及び体制

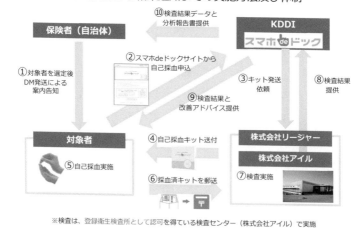

※検査は、登録衛生検査所として認可を得ている検査センター（株式会社アイル）で実施

セルフ健康チェックサービス「スマホ de ドック」　　　　（出典：リージャー）

コミュニティの健康管理に役立つことを目指して

いずれにしても行動変容を促すのは一朝一夕では難しい。自治体が産学

と連携して粘り強く継続的に住民にはたらきかけることで、長期的な視点に基づく健康状況の改善が期待できると言えるだろう。「自治体の健康経営において大いに活用していただければ」というのが笹原氏の願いでもある。

　さらに同社は将来的に、デメカルの海外展開を視野に入れている。製造を担う富士フイルム株式会社と市場の開拓を進めており、既にタイで一部実験的に活動を始めたところだ。遠からず、タイが近隣国に対する先行モデルとなるだろう。各国とも日本と医療制度が異なるとはいえ、いずれも来たる高齢化や糖尿病の広がりなどが大きな社会の課題となっている。そしてまだ個人レベルでの検査・健診が根付いているとは言い難く、ヘルスケアへの確かな需要がある。医療機器や医薬品も含めた健康・医療の対外輸出は日本政府が掲げるテーマの一つであり、いずれは同社も、日本発のヘルスケアシステムの一翼を担う、あるいは後世、開拓の先駆として位置付けられるかもしれない。

　「医療費の適正化は、誰しもが考えるべき国民的課題です。検査・健診・検診など具体的な行動は適正化に向けた第一歩ですが、やはり何らかの仕掛けによって、"気づき"を得てもらうことが不可欠です。個人から地域へ、コミュニティ全体の健康管理に役立つことを、われわれは今後も目指していきます。」という笹原氏の言葉は、事業者の域を超えて公益に貢献したいという響きが込められていた。

・・・

■株式会社リージャー

所 在 地▎〒103-0013　東京都中央区日本橋人形町 2-33-8　アクセスビル 2 階
（本　社）　TEL：03-5645-7371　URL：https://www.leisure.co.jp/

代 表 者▎代表取締役社長 CEO　笹原　敬久

設　　立▎2000年 5 月25日

資 本 金▎8 億1,186万円

従業員数▎20人（2020年 4 月 1 日現在）

［監修］

池野　文昭（いけの　ふみあき）

スタンフォード大学循環器科主任研究員

MedVenture Partners 株式会社　取締役チーフメディカルオフィサー

浜松市出身。医師。自治医科大学卒業後、9年間、へき地医療を含む地域医療に携わる。2001年からスタンフォード大学循環器科での研究を開始。以後14年間、200社を超える米国医療機器ベンチャーの研究開発、動物実験、臨床試験などに関与する。研究と並行し、14年から、Stanford Biodesign Advisory Faculty として、医療機器分野の起業家養成講座を担当。日本版 Biodesign の設立にも深く携わる。

ヘルスケア・イノベーション
ポスト・コロナ時代の健康と社会

2020年10月14日　第1刷発行

監修―――池野　文昭

発行者―――米盛　康正
発行所―――株式会社　時評社
　　　　　　〒100-0013　東京都千代田区霞が関 3-4-2 商工会館・弁理士会館ビル
　　　　　　電話：03(3580)6633　FAX：03(3580)6634
　　　　　　https://www.jihyo.co.jp
印刷―――株式会社　太平印刷社